Beer
Gesundheit beginnt im Kopf

Gesundheit beginnt im Kopf

Strategien zur Vermeidung und Überwindung von
Krankheiten und Lebenskrisen

Von Prof. Dr. Ulrich Beer

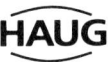

Karl F. Haug Verlag • Heidelberg

Die Deutsche Bibliothek – CIP-Einheitsaufnahme

Beer, Ulrich:
Gesundheit beginnt im Kopf: Strategien zur Vermeidung und Überwindung von Krankheiten und Lebenskrisen/von Ulrich Beer. – Heidelberg: Haug 1999
  ISBN 3-8304-2008-0

© 1999 Karl F. Haug Verlag, Hüthig Medizinverlage Gmbh & Co. KG
Heidelberg

Das Werk ist urheberrechtlich geschützt. Nachdruck, Übersetzung, Entnahme von Abbildungen, Wiedergabe auf photomechanischem oder ähnlichem Weg, Speicherung in DV-Systemen oder auf elektronischen Datenträgern sowie die Bereitstellung der Inhalte im Internet oder anderen Kommunikationsdiensten ist ohne vorherige schriftliche Genehmigung des Verlages auch bei nur auszugsweiser Verwertung strafbar.
Die Ratschläge und Empfehlungen dieses Buches wurden von Autor und Verlag nach bestem Wissen und Gewissen erarbeitet und sorgfältig geprüft. Dennoch kann eine Garantie nicht übernommen werden. Eine Haftung des Autors, des Verlages oder seiner Beauftragten für Personen, Sach- oder Vermögensschäden ist ausgeschlossen.
Sofern in diesem Buch eingetragene Handelsnamen und Gebrauchsnamen verwendet werden, auch wenn diese nicht als solche gekennnzeichnet sind, gelten die entsprechenden Schutzbestimmungen.

ISBN 3-8304-2008-0

Koordination und Bearbeitung: AMS Autoren- und Medienservice, 79276 Reute
Satz: AMS/Rudolf Kempf
Umschlagfoto: Photodisc
Umschlaggestaltung: WSP Design, 69120 Heidelberg
Gesamtherstellung: Druckerei Wilhelm Röck GmbH, 74189 Weinsberg

Inhalt

Vorwort 7
Einführung 11

GESUNDDENKEN – Ein psychsomatisches ABC
Aggressivität 14
Akne 16
Alkoholismus 19
Allergie 21
Altersfurcht 23
Angst 25
Appetitlosigkeit 27
Asthma 30
Ausgebranntsein 33
Blasenschwäche 36
Brechreiz 39
Depression 41
Durchfall 44
Eifersucht 47
Einnässen 49
Einsamkeit 51
Erkältung 53
Erröten 55
Freß-Brech-Sucht 57
Frigidität 60
Gallenkoliken 62
Geltungssucht 65
Hämorrhoiden 67
Hautausschlag 69
Herpes 72
Herzbeschwerden 75
Impotenz 77
Insektenstiche 79
Konzentrationsschwäche 82

Inhalt

Lebenskrisen	84
Lumbago	86
Magenerkrankungen	89
Magersucht	91
Migräne	93
Minderwertigkeitskomplexe	94
Mundfäule	96
Nervosität	99
Nikotinabhängigkeit	102
Ohrenschmerzen	103
Phobien	106
Platzangst	108
Prostataleiden	111
Reisekrankheit	113
Rheumatismus	116
Rückenschmerzen	118
Schlafstörungen	120
Schüchternheit	122
Sehnenscheidenentzündung	124
Stottern	126
Streß	128
Überforderung	130
Übergewicht	132
Vegetative Dystonie	134
Vergeßlichkeit	136
Verletzbarkeit	138
Verstopfung	139
Zwänge	141
Schlußwort	144

Vorwort

Der Patient ist ein kranker Mensch. Ein kranker Mensch hat Schmerzen, er fühlt sich unwohl, er braucht Hilfe.

Er geht zu seinem Arzt. Und das ist gut so, denn ein Arzt ist ausgebildet, er ist sozusagen der Fachmann in Sachen Krankheit oder besser Gesundheit. Ihm kann er vertrauen, und er wird seine Heilungsvorschläge akzeptieren, die Medikamente, die er verschreibt, wird er schlucken, danach wird er wieder gesund. Das ist doch klar!

Kürzlich war unser Patient wirklich krank: geschwollener Hals, Triefaugen, Schnupfnase, Fieber ... kurzum eine schwere Erkältung, kein Bein wollte er aus dem Bett rühren. Da er anderntags einen wichtigen Termin hatte und fit sein sollte, ist er zum Arzt gegangen in der Hoffnung, daß dieser ihn schnell kurieren werde. Doch, was hat der Arzt ihm verschrieben? Keine Medikamente, sondern Großmutters Rezepte: Milch und Honig, Bettruhe, einen heißen Wickel auf die Brust. Kamillendampf und Tee mit Zitrone. Darüber war unser Patient nicht sonderlich erfreut, denn eine schnelle Erleichterung bringt diese Rezeptur nicht, und das müßte man doch eigentlich erwarten können – oder?

Der Arzt rät zu einer Therapie ohne Medikamente und will dem Körper des Patienten die Chance geben, selbst mit der Krankheit fertig zu werden, seine Abwehrkräfte zu stärken, seine eigenen Kräfte und Fähigkeiten zur Selbstheilung zu aktivieren.

Wir sprechen hier von Krankheiten, gegen die wir uns schützen bzw. sie mit unseren Selbstheilungskräften überwinden können. Aber auch bei schweren Erkrankungen, wie z. B. Krebs, ist unsere Seelen- und Willenskraft ein sehr wichtiger Garant für dauerhaften Heilerfolg – über die erforderlichen ärztlichen Therapiemaßnahmen hinaus. Dazu ein Beispiel aus jüngster Zeit.

Im Oktober 1996 schien die Karriere des amerikanischen Radsportlers Lance Amstrong beendet: Krebs wurde diagnosti-

„Wenig" kann mehr sein, um die Selbstheilungskräfte zu stimulieren

Vorwort

ziert. Von den meisten schon abgeschrieben, kämpfte Amstrong gegen die Zeit und den Krebs. Er besiegte die schreckliche Krankheit und startete bereits 1998 sein unglaubliches Comeback: Sieger der „Luxemburg-Rundfahrt", der „Rheinlandpfalz-Rundfahrt" und – Krönung seiner unbeugsamen Seelenstärke – Sieger der „Tour de France", des härtesten Wettkampfs der Welt. Er hat seinen Willen und seine ganze Hoffnung eingesetzt, sich nicht fallen lassen. Ein Beispiel, stellvertretend für andere Beispiele weltweit, daß es immer wieder Wunder gibt, die durch Selbstheilungskräfte hervorgerufen werden.

Der ärztliche Rat ist unerläßlich, unsere intuitive Kraft zur Heilung auch

Wir wollen die Kunst der Ärzte nicht schmälern. Sie sind verantwortungsbewußt, haben sich lange mit dem Thema Gesundheit und Krankheit beschäftigt, Erfahrungen gesammelt und sind in den meisten Situationen unsere einzigen Helfer. Wir dürfen aber auch nicht übersehen, daß wir in unserem Körper, wenn wir ihm nachspüren, eine große intuitive Kraft zur Heilung haben.

Diese Kraft zur Selbstheilung ist uns in den Jahren der Hektik, in schnellebiger Zeit, verlorengegangen. In uns selbst wohnt unser eigener Arzt. Unser Körper sagt uns, was für uns gut ist, aber wir haben häufig verlernt, darauf zu hören.

Unsere Zeit ist ein Selbstbedienungsladen. Die Milch kommt aus der Tüte, der Strom aus der Steckdose, unsere Gesundheit aus dem Regal des Apothekers. Wir greifen nach der Hilfe und der schnellen Erleichterung durch Medikamente. Medikamente machen Gesundheit, meinen wir.

Wir können ja auch wirklich sorglos sein, denn wir haben für fast alles schon Ersatz: die dritten Zähne, eine Brille als Zweitaugen, vielleicht lassen wir uns ein neues Herz einpflanzen, oder wir kaufen uns ein Lifting gegen die Falten im Alter!

Müssen wir denn noch auf unseren Körper achten? Wir benutzen ihn einfach und machen es uns damit bequem. Wir nehmen uns keine Zeit für ihn, gerade noch für äußere Schönheitspflege, aber sonst sollte er funktionieren, und wir gebrauchen ihn ganz selbstverständlich. Beruflicher Erfolg, Karriere und Attraktivität sind uns wichtiger als ein vorsorglicher Gedanke an die Kräfte unseres Körpers.

Auf die Signale des Körpers achten

Wir haben es verlernt, auf die Signale und Bedürfnisse unseres Körpers zu hören, ja, sie wichtig zu nehmen. Unser Körper steht im Wettkampf mit unserem Erfolg, mit anderen Körpern, gesunden natürlich. Seine Leistungsfähigkeit wird einfach vorausgesetzt.

Und wenn er uns Signale sendet – zum Beispiel Müdigkeit und ein großes Bedürfnis nach Ruhe? Geben wir dann nach, oder zwingen wir uns nicht gerade dann zu noch größerem Aktionismus?

Wir gönnen uns oft nicht genügend Schlaf und Ruhe. Wir haben kein Gefühl mehr für Muße. Und das Wort Beschaulichkeit haben wir gestrichen.

Wir vergessen vielleicht auch, uns richtig und gesund zu ernähren. Wir essen, was uns schmeckt und worauf wir gerade Lust haben. Weich soll es auf jeden Fall sein und leicht zu schlucken. Wir essen auch schnell auf der Straße aus der Tüte, warum eigentlich nicht?

Wir atmen hastig. Das Gefühl des befreienden Luftholens an frischer Luft kennen wir längst nicht mehr.

Dabei wissen wir in unserem Innersten sehr genau, was für uns gut wäre. Wir spüren das, wenn wir ein wenig aufmerksam mit uns umgehen, uns in unseren Körper einfühlen und in ihn hineinhorchen. Geben wir ihm doch eine Chance, uns zu zeigen, was er braucht!

Unser Körper ist ein wichtiger Teil von uns, so wichtig wie unsere Arbeit, unsere Liebe, unsere Wünsche und Sehnsüchte. Unser Körper ist sozusagen eine eigenständige Persönlichkeit, wir können ihn zu unserem gleichberechtigten Partner machen und ihn so lieben, wie wir unser Tun, Fühlen und Denken lieben.

An dieser Stelle wird deutlich, daß wir gegenüber dem Arzt sogar einen großen Vorzug haben. Der Arzt kann seinen Patienten gewöhnlich nicht lieben. Er hat viel zu wenig Zeit, kennt ihn nicht so genau, und das Verhältnis zum Patienten bleibt bei aller Fürsorge und Bemühung doch unpersönlich.

Wir selbst sind unser Denken, Fühlen und unser Körper. Das macht uns zu unserer Person, zu unserem individuellen Ich.

Vorwort

Wer verantwortungsvoll handelt, ist zugleich auch sein bester Arzt

Dazu wollen wir unseren Körper in seiner Körperlichkeit annehmen, wir wollen uns besser verstehen lernen. Wir wollen unseren Körperwünschen nachspüren, einen Weg in unser Inneres gehen und uns entdecken. Denn es ist wichtig, daß wir eigene Gedanken und ein eigenes Verhältnis zu uns entwickeln. So lassen wir uns nicht ein Programm von außen aufhalsen. Dieser eigene Weg gibt uns unser Wohlbefinden, Kraft und Stärke, also unsere Gesundheit.

Dazu müssen wir manchmal aufhören können, wenn andere noch lange nicht erschöpft sind, oder Dinge anfangen können, die aus unserer Einsicht entspringen, auch wenn andere sie belächeln.

Manche entspannen sich in Ruhe und Stille, andere brauchen Bewegung und Sport als Ventil. Manche wissen, sie werden krank, wenn sie bei Wind und Herbstnebel spazierengehen, den anderen freut es aber, wenn ihm der Wind um die Nase pfeift und er die samtige Nebelluft genießt. Der eine bastelt, liest und beschäftigt sich allein, der andere braucht Abwechslung und Diskussion. Manchmal wollen wir uns mit einem opulenten Essen verwöhnen, manchmal wissen wir, daß wir zu unserem Wohlbefinden ein paar Fastentage benötigen. Manche nehmen instinktiv ein heißes Bad und machen Lockerungsübungen bei den ersten Anzeichen von Kreuzschmerzen.

Der Umgang mit uns selbst ist so vielfältig wie wir Menschen. Wenn wir uns selbst kennen, können wir uns auch gut selbst helfen. Wir können uns hüten vor falscher Verwöhnung und Übertreibung. Und wir haben dem Arzt gegenüber einen großen Vorzug. Wir kennen uns gut und erleichtern ihm vielleicht dadurch die Diagnose. Bei aller ärztlichen Fürsorge und Bemühung: Er kann uns nicht so gut kennen.

Zwischen uns und unserem Körper bildet sich ein ängstliches oder liebevolles, sorgsames oder sorgenvolles Verhältnis. Wo die Sorge überwiegt, sind wir in der Gefahr der Hypochondrie. Wo wir für uns sorgen, weil wir uns verantwortlich für uns fühlen, sind wir unser bester Arzt.

Eisenbach,   Prof. h. c. Dr. *Ulrich Beer*
Juni 1999

Einführung

Immer mehr Menschen leiden unter seelischen Störungen oder deren körperlichen Folgen. Angst und Einsamkeit, Depressionen und Zwangsvorstellungen, Sexualprobleme und Schlafstörungen sind erschreckend häufig und nehmen offenbar zu. Längst reicht die Zahl der Psychotherapeuten nicht aus, alle, die an diesen und an der Vielzahl weiterer seelischer und »nervöser« Störungen leiden, nach den herkömmlichen Methoden zu behandeln. Praktische Ärzte sind auf all diese Krankheitserscheinungen fast gar nicht eingestellt und würden für eine Hilfe zur Selbsthilfe eher dankbar sein und sich dadurch entlastet fühlen.

Durch das vorliegende Buch sollen Spezialisten nicht brotlos gemacht, sondern für ihre eigentlichen Aufgaben und die speziellen Leiden, die eine fachärztliche Langzeitbehandlung erfordern, frei gemacht werden. In jeder Therapie muß der Patient im übrigen die Verantwortung für sich und sein Leiden und damit auch letztlich für die Heilung selbst übernehmen. Wer nicht gesund werden will, wird es auch durch die beste Therapie nicht. Wer gesund werden möchte und auf eine langwierige und kostspielige Therapie nicht warten will oder kann, dem werden in diesem Buch eine Reihe von Möglichkeiten angeboten, sich selbst zu helfen. Weit verbreitete, seelisch verursachte Störungen werden hier knapp und verständlich abgehandelt, und zwar so, daß der einzelne an seine eigene Verantwortung für seine Gesundheit erinnert wird und den Anstoß erhält, mit der Heilung seiner Leiden gleich selbst zu beginnen.

Wenn Sie das tun, lieber Leser, wird Ihnen der Erfolg zwar nicht »garantiert«, aber es wird Ihnen auf keinen Fall schlechter gehen als vorher, sondern mit großer Wahrscheinlichkeit besser. Die Folge dieses Versuchs wird nämlich eine andere Einstellung zur eigenen Person und der Störung sein, an der Sie leiden. Wer beschlossen hat, ein gesünderes und glücklicheres Leben zu führen, wird bereit sein, sich selbst zu helfen und sein

Wer gesund bleiben oder werden will, hat mit seinem Willen dazu beste Voraussetzungen

Einführung

> **Zur Willensstärke gehören auch die richtigen Mittel**

Leiden zu überwinden. Dieses Buch will Ihnen nach einer kurzen Beschreibung der Symptome den Anstoß dazu geben und die Richtung zeigen. Der Wille zur Heilung allein genügt freilich nicht, wenn die Bemühungen mit den falschen Mitteln in die falsche Richtung unternommen werden. Insofern fußen die kurzen Anleitungen auf den Ergebnissen der Verhaltens- und psychotherapeutischen Forschung und Praxis.

Entscheidend ist, daß Sie Ihren natürlichen Gesundungskräften vertrauen, statt sich Magiern und Gurus anzuvertrauen oder neuen Hellsehern auszuliefern. Die wissenschaftlichen Mittel reichen meistens aus, wenn man sie beherzt ergreift und wenn die Wissenschaft ihre Erkenntnisse verständlich macht und in praktikable und handfeste Konsequenzen ausmünden läßt. Dies ist hier geschehen.

Vollendet wird der Versuch jedoch erst in Ihrer eigenen Lebenspraxis. Die Entscheidung dafür ist die erste Voraussetzung des Gelingens. Eine winzige Veränderung in der Sichtweise und im Verhalten sich selbst und anderen gegenüber kann langfristig das eigene Leben entscheidend verändern.

Die hier vorgestellten und mit Lösungsvorschlägen versehenen Krankheitserscheinungen sind aktuell und weit verbreitet. Je tiefer man eindringt, um so mehr bewährt sich die alte Volksweisheit, daß es viele Krankheiten, aber nur eine Gesundheit gibt.

Ich habe bewußt die einzelnen Kapitel kurz gehalten, um auch dem Leser, der nicht viel zu lesen gewohnt ist und der im Grunde nur einige Schritte in die richtige Richtung aufgezeigt haben will, Genüge zu tun.

Inzwischen hat sich der Gedanke der Selbsttherapie auch in der Medizin durchgesetzt. Kürzlich sagte mir ein bekannter Chefarzt eines großen Alpensanatoriums: Der Patient ist der erste Arzt. Das könnte das Leitmotiv für dieses Buch sein. Wer gesund werden will, soll hier Wege finden, und der Wille, gesund zu sein, ist die erste und wichtigste Voraussetzung, es auch zu werden. Ich wünsche dies jeder Leserin und jedem Leser von Herzen.

GESUNDDENKEN

Ein psychosomatisches ABC

Aggressivität

Schreien, Schlagen, Raufen, Töten, Drohen, Demütigen, Schimpfen, Spotten, Verleumden sind uns als aggressive Äußerungsformen aus der täglichen Erfahrung bekannt. Gefühle von Ärger, Wut, Groll und Haß steigen in einem hoch, man verspürt ein inneres Zittern, das Blut steigt zu Kopf, Stirn- und Halsvenen schwellen an. Diese innere Spannung wird erst gelöst, wenn man seinem Ärger Luft macht, meist durch absichtliche Verletzung oder Schädigung eines anderen Menschen.

Ärger äußern, aber ohne Aggressivität

Was kann ich unternehmen, daß ich mich weniger ärgere? Wie kann ich meinen Ärger in angemessener Form ohne Aggressivität äußern? Zunächst überprüfe ich, welche alltäglichen Vorfälle mich immer wieder innerlich aufreiben und verärgern: Ich ärgere mich zu Hause ständig über das Kindergeschrei im Hof vor meinem Arbeitszimmer. Das tägliche Warten in der Autoschlange auf der Fahrt zum Büro macht mich rasend ... Ich überdenke die Möglichkeiten einer Veränderung: Ich kann mein Arbeitszimmer auf die andere Seite der Wohnung legen, ich kann meine Arbeitszeiten verändern. Ich fahre nicht mit dem Auto, sondern nehme den Bus. Auf diese Weise erspare ich mir Ärger.

Viele Anlässe für meinen Ärger kann ich aber nicht so einfach beseitigen. Ich überlege mir, ob ich nicht manchmal Anspielungen, Kritik, Ironie und Angriffe zu ernst nehme und zu empfindlich und gekränkt reagiere? Mein Chef kritisiert mich sehr lautstark. Ich versuche, mich nicht zu ärgern, sondern mich in seine Lage zu versetzen. Er ist doch im Moment zeitlich überfordert, müde und gereizt, er schätzt mich aber als Mitarbeiter.

Ein Kollege macht über mich eine abwertende Bemerkung. Ich beginne keinen Streit, sondern sage mir immer wieder selbst: »Nimm es nicht so wichtig! Ich lasse mich doch von dem nicht herausfordern, ich stehe über der Sache!« Ich versuche also, meinen Ärger und meine Wut gar nicht erst aufkommen zu lassen, und vermindere so die Gefahr, daß ich aggressiv handle.

Welche Möglichkeiten habe ich aber, wenn ich wirklich verärgert bin? Wie kann ich dieses Gefühl äußern, ohne aggressiv zu werden? Zunächst akzeptiere ich meine innere Spannung und frage mich, ob sich diese Aufregung denn überhaupt lohnt. Ich überdenke die Situation, bevor ich handle. Meine Erregung wird zum Abklingen kommen, ich reagiere nicht explosiv. Ich kann mir auch Erleichterung verschaffen, indem ich meinen Ärger auslebe oder durch angenehme Gefühle beseitige: Ich kann mich körperlich durch Holzhacken, Teppichklopfen, Sport beruhigen, kann Entspannungsübungen oder autogenes Training einsetzen. Ich versuche, meinen Ärger nicht noch zu pflegen und hochzuschaukeln, sondern ihn zu verringern oder durch angenehme Gefühle zu ersetzen.

Bei Streitigkeiten und Auseinandersetzungen ist es allerdings besser, seine Ärgergefühle direkt zu äußern. Es ist wichtig, daß ich meinen Partner nicht verletze, angreife oder herausfordere. Ich nehme nur zum jetzigen Ärgeranlaß Stellung, lasse frühere Reibereien aus dem Spiel: »Ich ärgere mich, daß du nicht pünktlich bist!« und nicht: »Nie kannst du pünktlich sein. Immer sind dir andere Dinge wichtiger!« Ich verhalte mich nicht aggressiv, gebe meinem Partner die Möglichkeit, sich zu rechtfertigen, und fordere auch keine Gegenaggression heraus.

Ärger direkt äußern

Häufig wird aggressives Handeln als einzige Möglichkeit gesehen, eigene Wünsche durchzusetzen, besonders, wenn diese mit Wünschen anderer im Konflikt stehen. »Entweder ich setze mich durch, ich behaupte mich, oder aber ich gebe nach und fühle mich als Schwächling!« Selbstbehauptung hat aber mit aggressivem Verhalten nichts gemeinsam.

Wie kann ich nun Konflikte sinnvoll und angemessen lösen? Ich äußere meine eigenen Wünsche und höre mir die Wünsche meines Partners an. Ich spreche mit ihm über mögliche Lösungen, diskutiere diese durch, suche nach Vor- und Nachteilen und einer optimalen Lösung. Ich fordere nicht von dem anderen, meinen Wunsch anzuerkennen, sondern berücksichtige ständig

Wünsche austauschen

Anerkennung durch Toleranz und Einfühlungsvermögen

auch die Interessen und Anregungen meiner Mitmenschen. Mit zunehmender Toleranz und verbessertem Einfühlungsvermögen gewinne ich Anerkennung, ohne aggressiv vorzugehen und anderen Furcht einzuflößen. Um aggressives Verhalten verändern zu können, muß ich mich also ständig selbst beobachten und kontrollieren. Ich muß die obengenannten Vorschläge so oft wie möglich im Alltag erproben, damit sie sich festigen. Ich werde feststellen, daß ich ruhiger werde, mit weniger Reibereien leben kann. Ich werde bei meinen Mitmenschen Beachtung finden, indem ich Konflikte kooperativ löse und nicht wie bisher autoritär und aggressiv vorgehe.

Akne

Akne ist eine Erkrankung der Haut mit Komedonen-(Mitesser-), Knötchen- und Pustelbildung. Es gibt verschiedene Arten. Normalerweise verstehen wir darunter die Acne vulgaris (juvenilis): die Jugendakne. Diese kann nur an Haarbalgdrüsen auftreten, meistens im Gesicht, am oberen Rücken und am oberen Brustteil. Von kaum sichtbaren kleinen hellen Mitessern bis hin zum Abszeß zeigt sie ein buntes Bild.

Die Ursache ist nicht bekannt. Da sie während der Pubertät auftritt, besteht sicher ein Zusammenhang zur Hormonausschüttung im Körper des Heranwachsenden. Die zu der Pubertät beginnende Acne vulgaris bessert sich spontan im dritten Lebensjahrzehnt.

Für mich, den Betroffenen, scheint aber die Zeit, bis ich einmal 30 Jahre alt bin, unendlich lang zu sein. Ich kann also nicht in Ruhe abwarten, bis ich das aus meiner Sicht »hohe Alter« erreicht habe, und mich damit trösten. Die meisten meiner Altersgenossen haben nur wenige oder gar keine Pickel im Gesicht. Ich aber muß mich dauernd um meine Haut kümmern. Entweder mag ich nicht baden gehen, wenn Rücken und Brust voller

Pusteln sind, oder ich mag mich einem Jungen oder Mädchen nicht zum Küssen zuneigen aus Angst, meiner Pickel wegen abgewiesen zu werden. Meine Gefühle für das andere Geschlecht sind genauso suchend und sehnsüchtig wie die aller Altersgenossen. Wegen meiner entstellten Gesichtshaut bin ich aber noch verwirrter und bemerke an mir, daß ich manchmal abweisend bin, wo ich mich doch so gerne hinwenden würde. Obwohl diese Krankheit nicht bedrohlich ist, leide ich subjektiv stark. Ich weiß, daß es auch durch Medikamente ausgelöste Akne geben kann, z. B. eine Jod- oder Bromakne oder eine Kortisonakne. Diese Formen heißen exogene Akne, da sie von außen herbeigeführt worden sind. Ich will nicht wahllos mit Salben und Tinkturen hantieren, die etwa ein Familienmitglied verschrieben bekam, um diese Form auszuschließen.

Sehr viel wahrscheinlicher aber leide ich an einer endogenen Form, die natürlicher ist und schwer zu behandeln. So wird durch männliche Sexualhormone die Entzündung der Talgdrüsen gefördert, durch weibliche gehemmt. Der natürliche Talgabfluß ist gestört, und es bildet sich ein Mitesser *(Komedo)*. Dieser kann sich entzünden und Pusteln bilden.

Die Akne wird nicht durch Bakterien verursacht, aber an der entzündlichen Form sind bakterielle Stoffwechselprodukte beteiligt. Der Arzt muß mich also beraten, damit die ruhigere Akneform nicht noch zusätzlich in eine feurige übergeht. Mit desinfizierenden Mitteln will ich meine Gesichtshaut pflegen, nicht, und sei es noch so verführerisch, mit den Fingern an den Pusteln herumdrücken, denn der ins Gewebe hineingedrückte Pickel sucht sich nun, mit Rötung und Entzündung einhergehend, wieder einen Weg nach außen. Das dauert lange und entstellt mich zusätzlich.

Ich will dem Hautarzt auch Fragen beantworten, die er zu meiner individuellen Entwicklung stellt.

Es könnte ja sein, daß ich in meiner Familie falsche Anweisungen für meine Aknebehandlung bekomme. Viele Menschen glauben nämlich, man könne Hautkrankheiten »wegwaschen«, was oft ein großer Fehler ist. Ich will dem Arzt von meinen

Ein Arzt soll mich beraten

Erfahrungen zu Hause oder in der Schule erzählen, damit er mir die richtigen Ratschläge geben kann. Statt meine Akne mürrisch zu verstecken, etwa unter einem ungepflegten Pony oder langen Haaren oder dicken Pullovern, muß ich ein neues Bewußtsein für meine Haut aufbauen, um sie von innen zu nähren und gesunden zu lassen.

Meine Haut neu sehen

Ich weiß, daß die erste Erfahrung des menschlichen Säuglings unmittelbar ist. Wenn die Mutter mich in den Armen hält, fühle ich mit meiner ganzen Haut ihre Körperwärme und Berührung. Später muß ich mich in der Pubertät von der Mutter lösen und die Berührungen mit anderen Menschen erlernen. Ich muß also meine sozialen Fähigkeiten erwerben, erlernen, üben und ausüben. Die Pubertät ist ein schwieriger Lebensabschnitt.

Daß meine Akne eine genetische (erbliche) Komponente hat, ist eine Seite, daß sie in besonderen Situationen von *life events* (Ereignissen im Leben) besonders ausbricht, ist eine andere. Die Umgangssprache hat eine Menge Bilder bereit für das, was an der Haut ablesbar ist. Man hat eine »dünne Haut« oder »ein dickes Fell«. Ich sehe, daß damit seelische Vorgänge beschrieben werden. Ich will mich jetzt also bemühen, einen seelischen Standpunkt zu finden, der meiner Haut Ruhe verschafft, statt zu glauben, daß meine seelische Unruhe nur durch meine »blühende« Akne ausgelöst wird. Die Vorgänge im Körper, in der Seele und auf der Haut stehen im engen Zusammenhang, den ich mir aber als Kreis vorstellen muß, wobei eins das andere hervorruft und verursacht bzw. verstärkt oder abschwächt.

Ruhe finden

Ich will den Aufbruch ins Erwachsenenleben wagen und mutig meine Haut herumtragen, mich ansehen und anfassen lassen, statt mich zu verstecken.

Alkoholismus

Zehn Prozent aller Bundesbürger trinken. Sie sind süchtig nach Alkohol, und dieser zwanghafte Drang hält schon über längere Zeit an. Der Verbrauch steigert sich. Sie können ihn schwer oder überhaupt nicht kontrollieren. Der Wunsch nach Alkohol diktiert bald ihren Tagesablauf. Sie werden unfähig zu einem geordneten und verantwortlichen Leben.

Da gibt es nur eins: ganz und gar aufhören. Denn ich bin viel zu schade, um auf diese Weise meinen Körper, meine Gedanken und Möglichkeiten zugrunde zu richten. Ich will nicht mehr der Sklave des Alkohols sein und andererseits von meiner Familie und meinen Freunden kein Verständnis mehr für meine egozentrische Art erwarten, meine Unfähigkeit zur Schau stellen. Ich übernehme jetzt die Verantwortung für mich und meine Handlungen. Ich sehe in den Spiegel und sage mir: »Ja, ich sehe häßlich aus, wie eine Schnapsdrossel oder eine Bierleiche eben aussieht.« Meine Haut ist nicht mehr gut durchblutet, die Augen sind trübe. Man sieht mir an, daß mir die Bewegung an frischer Luft fehlt. Meine Kleidung ist vernachlässigt. Man sieht mir an, daß ich nur Alkohol im Kopf habe. Es ist ganz klar, daß bei meinem bloßen Anblick Ablehnung und dadurch Streit aufkommen. Und es liegt doch nur an mir, das zu ändern.

Ich sehe wirklich aus, als ob ich morgen freiwillig in den Mülleimer springen wollte. Es ist ja gar kein Wunder, daß nun alles schiefläuft. Was habe ich bis jetzt dagegen getan? Nichts! Ich habe getrunken, weil ich im Rausch vergessen konnte – und danach war es eklig, immer wieder von neuem.

Nein, so mache ich nicht weiter! Ich höre auf. Ich lächle meinem Spiegelbild zu und sage: »Ich schaffe das. Ich werde mir jetzt nur noch Freude machen.«

Bis jetzt war immer das Trinken schön und das Erwachen aus dem Rausch schrecklich ernüchternd. Jetzt drehe ich den Zeit-

Ich schaffe es

ablauf um. Ich weiß, daß mir die Zeit ohne Alkohol schwer wird, aber am nächsten Tag werde ich stolz und glücklich sein, weil ich nichts getrunken habe. Auch wenn es schwerfällt, werde ich die Zeit durchstehen. Denn ich weiß, daß die Zeit danach schön wird. Und mit jedem Tag, an dem ich nicht trinke, wird es leichter, ohne Alkohol auszukommen. Ich will das durchhalten.

Ich will mich pflegen und Freude haben

Ich werde meine Haut pflegen. Ich gehe zum Friseur und lasse mich beraten. Ich will Freude an mir haben und meinen Mitmenschen Freude machen.

Ich will mich und sie nicht mehr zerstören und immer wieder enttäuschen.

Ich kaufe mir neue Kleidung, damit jeder sieht, daß ich einen neuen Lebensabschnitt beginne. Ich sehe mir noch einmal die Fotos von den berühmten Rockstars an, vor der Entziehungskur und danach. Sie sehen alle zehn Jahre jünger aus – das will ich auch. Ich will, daß meine Freunde sehen, wie ich mich geändert habe. Sie werden staunen, und das tut mir gut.

Statt Alkohol kaufe ich jetzt Blumen für die Wohnung oder Bücher und Zeitschriften. Ich will mich daran erinnern, daß jetzt eine neue Zeit beginnt – meine Zeit. Ich sehe mir alte Fotos an und sage mir: »So willst du wieder aussehen. Da machst du weiter. Was dazwischen war, vergißt du – das warst gar nicht du. Das war falsch. Es ist nie zu spät. Ich schaffe das. Ich fange sofort damit an.«

Bis jetzt habe ich mich meiner Sucht geschämt und die Schuld auf andere oder irgendwelche Umstände geschoben. Jetzt belüge ich mich nicht mehr. Ich bin hier der einzige, der zählt. Ich höre jetzt mit dem Trinken auf. Ich sehe mir zu, wie ich es schaffe. Ich lobe mich, und ich bin stolz auf mich.

Ich sage: Danke

Wenn mir Freunde Alkohol anbieten, sage ich: »Danke, davon habe ich genug gehabt. Ich trinke nur Saft oder Sprudel.«

Wenn meine Freunde mich nicht verstehen und dabei nicht unterstützen, halte ich mich von ihnen fern, denn dann handelt es sich nicht um eine wirkliche Freundschaft.

Ich besorge mir Reiseprospekte. Ich plane eine Reise, auch wenn ich sie nicht sofort antreten kann. Ich weiß, daß ein Tapetenwechsel für einen neuen Lebensabschnitt gut ist. Ich weiß genau, daß meine Familie und meine echten Freunde mich bewundernd ansehen. Denn jetzt schleiche ich nicht mehr gebückt durch die Gegend, jetzt gehe ich aufrecht.

Das fällt mir leicht, weil ich mich nicht mehr belüge, denn dazu bin ich mir zu schade. Ich beginne neu zu leben – ab sofort.

Allergie

Allergien sind Überempfindfichkeitsreaktionen des Körpers gegen Umwelteinflüsse, die anderen Menschen nichts ausmachen. Sie spielen sich vorwiegend auf der Haut und den Schleimhäuten ab, aber auch Asthma kann zu dieser Gruppe von Erkrankungen gezählt werden.

Auch wenn ich eine dieser Krankheiten habe, unter wiederkehrenden Hautausschlägen, Schuppen, tränenden Augen, Heuschnupfen, Dauerhusten oder Asthma leide, will ich von heute ab nicht mehr daran glauben, daß sie schicksalhaft sind und ergeben ertragen werden müssen. Ich will bereit sein, mich von meiner Krankheit zu trennen. Zu diesem Zweck versuche ich, mich zu erinnern, wann im Laufe der Jahre eine spöttische Bemerkung über mein Leiden gefallen ist und ob ich mich innerlich dagegen empört habe, daß man kein Mitleid für mich hatte, wo doch alle Welt weiß, wie unheilbar Heuschnupfen oder wie quälend Asthma ist.

Es ist für meine Heilung sehr wichtig zu erkennen, daß ich aus Selbstmitleid unbewußt eine dieser Reaktionen gewählt habe, mit denen mein Körper nun immer wieder so empfindlich reagiert. Ich gestehe mir ein, daß ich empfindlich und verletzbar bin, mich nach Liebe und Mitgefühl sehne. Ich nehme mir vor, dies bei der nächsten Gelegenheit ruhig zuzugeben, damit mein Körper zur Ruhe kommt. Ich weiß sehr wohl, daß Medikamente einige Symptome lindern können, konzentriere mich jetzt aber bewußt auf die Vorstellung eines Lebens ohne Augentropfen, Nasen-

Ich bin verletzbar

spray, Hustenbonbons, Puderlotionen und Asthmamittel. Das will ich erreichen und mache mir klar, daß ich aus Gewöhnung, um mir etwas Gutes zu tun, auf diese Mittel angewiesen bin, so daß bereits der Schreck, den der Körper bei ihrem Ausbleiben erfährt, ausreicht, um einen Juckreiz oder Anfall auszulösen.

Die Haut ist ein Sinnesorgan

Die Haut ist ein sehr großes Organ, das unter anderem dazu da ist, Reize aufzunehmen und weiterzuleiten.

Beachte ich meine Haut nun aber zu sehr und habe ich andererseits Angst, wieder durch einen Ausschlag entstellt zu werden, wird der mit noch größerer Heftigkeit auftreten. Zwinge ich mich aber dazu, ihn als »nicht der Rede wert« anzusehen, wird er sofort verblassen.

Wie stark die Hautreaktion abhängig ist von dem, was ich empfinde, zeigt dieses Ergebnis: Morgens steige ich aus einem Auto und gerate in Brennesseln, wobei die Haut sofort dicke Quaddeln bildet. Unausgesprochen werfe ich dem Autofahrer vor, mich in die Brennesseln gefahren zu haben. Am selben Tag versuche ich, in einem Graben eine Sumpfblume zu pflücken; ich gerate in ein dichtes Brennesselgestrüpp, und zwar trotz der Warnung, ich werde die Blume nicht erreichen und solle vorsichtig sein. Ich kann ja jetzt nicht zugeben, selbst in die Brennesseln gekommen zu sein, und meine Haut reagiert ungleich schwächer, obwohl diesmal Arme und Beine völlig quaddelig hätten werden müssen.

Wille hilft

Daraus ziehe ich die Lehre, wie sehr mein Wille zur Heilung bzw. Vorbeugung beitragen kann. Wenn ich Heuschnupfen oder eine Hausstauballergie habe, die Nase und Augen beeinträchtigen, so weigere ich mich, die negative Wirkung von Gräsern oder Hausstaub zur Kenntnis zu nehmen, da sie ja anderen Menschen auch nichts ausmachen. Also warum gerade mir?

Die gelegentlich dennoch auftretenden Symptome werden daraufhin wesentlich schwächer und verschwinden schließlich ganz.

Bin ich hellhäutig und hellhaarig, verzichte ich auf starke, intensive Sonnenbestrahlung; andernfalls erwarte ich nicht überängstlich, daß ich wieder eine Sonnenallergie bekomme.

Auch auf Menschen reagiere ich allergisch, weil ich überhaupt nichts mit der Berührung der Realität zu tun haben will. Am liebsten möchte ich in meiner versponnenen Welt hinter einer Hecke von rosablühenden »Nolimetangere« (Rührmichnichtan) leben. Diese erdachte Welt muß ich nun aber verlassen, wenn ich geheilt werden will. So mache ich mich als Asthmapatient frei von der Person, die mich (mit ihrer Liebe) erdrückt und mir ein normales, freies Atmen verwehrt. Ich befreie mich notfalls weinend oder sogar schreiend von dem Druck, der mich zu ersticken droht. Statt ihn passiv zu erleiden, sprenge ich seine Fesseln aktiv. Ich spüre, daß ich atme und lebe.

Frei machen von allem, was erdrückt

Altersfurcht

In unserer Gesellschaft wird das Alter fast ausschließlich als ein Zustand der Schwäche, des Mangels und der Hilflosigkeit angesehen. Für die meisten Menschen ist der Altersbegriff negativ getönt, und sie denken dabei an Abbau, Krankheit, Verfall, Verkalkung, Sterben, Einsamkeit, Behinderung, Abhängigkeit, Hilfsbedürftigkeit, Schlaflosigkeit, Schwerhörigkeit, Altersheim. So lange wie möglich wird das Alter aus dem Bewußtsein verdrängt. Mit zunehmenden Jahren macht sich bei vielen Menschen eine Altersfurcht breit, die das Leben und die Freude am Dasein überschattet und das, wovor man sich fürchtet, nämlich Abbau und Verfall in geistiger, seelischer und körperlicher Hinsicht, in beschleunigtem Tempo gerade erst herbeiführt.

Gegen meine Altersfurcht gehe ich in zwei Schritten vor. Der erste Schritt dient dazu, das Alter positiv zu sehen. Der zweite Schritt ist der rechten Vorbereitung auf mein Alter gewidmet. Denn positiv kann ich mein Alter nur sehen, wenn ich mit offenen Augen und bewußt planend darauf zusteuere. Wer Altern generell als fürchtenswert empfindet, für den haben die harmlosesten Symptome Alarmbedeutung, auch wenn sie nicht weh tun.

Altersfurcht

Jedes graue Haar, jede neue Falte wird aufmerksam registriert und als Minderung des Persönlichkeitswertes verbucht. Niemand wird leugnen, daß Alter in biologischer Hinsicht einen Abbau darstellt. Aber dieser verläuft durchaus nicht so negativ, wie er sich in meinen Befürchtungen spiegelt. Denn für die meisten Menschen ist Alter gar nicht von Schmerz und Krankheit beherrscht. Der Abbau verläuft vielmehr friedlich. Allerdings können – wie bei einem alten Wagen – die »Reparaturen« zunehmen und kann das Tempo allmählich langsamer werden. Wenn ich aber vorsichtig mit mir umgehe, werde ich kaum darunter leiden. Vor allem mache ich mir klar: Alter ist nicht nur Abbau, sondern auch und vor allem Freizeit, Muße, Sorglosigkeit, Frieden, Glück, Freiheit, Liebhabereien, Lebensfülle, Reife, Interessen, Reisen, Vervollkommnung, Bildung, Mitverantwortung. Ich kann von meiner dritten Lebensphase also viel erwarten. Darüber schaffe ich mir Klarheit, indem ich sie zielbewußt vorbereite. Mit folgenden Fragen beschäftige ich mich so lange, bis ich eine befriedigende Antwort und Wege zu ihrer Verwirklichung gefunden habe:

Alter ist Fülle und Reife

Welche Bedürfnisse spüre ich für die Zukunft? Wohin gehen meine Neigungen? Was will ich noch erreichen? Was möchte ich noch lernen bzw. kennenlernen? Welche Probleme muß ich noch lösen? Welches soll der Hauptinhalt meines Alters sein? Was muß ich für meine Gesundheit tun? Habe ich materiell ausreichend vorgesorgt? Wo werde ich wohnen, und entspricht die Wohnung meinem Lebensbedarf? Sind Einkaufsgelegenheiten, Arzt, kulturelle und religiöse Zentren einfach zu erreichen? Mit wem möchte ich im Alter in Verbindung bleiben? Mit wem eventuell zusammen wohnen? Welche Gruppen und Vereine interessieren mich? Wie eng soll mein Kontakt zur Familie, zu Kindern und Enkeln sein? Habe ich Hobbys, die ich im Alter vertiefen kann? Welche Liebhaberei könnte ich neu entwickeln? Wie halte ich mich körperlich und geistig fit, und wie informiere ich mich ständig? Wo werde ich gebraucht? Wo stehe ich eventuell anderen im Weg? Was muß ich tun, um das zu ändern? Wen kann ich um Rat und Hilfe bitten?

Alter vorbereiten

Die Quantität der zu erwartenden Jahre nimmt ab, aber sie kann durch die gewachsene Qualität bei weitem aufgewogen werden. Wo früher flüchtige Liebhabereien aufflammten und wie Strohfeuer verloschen, kommt jetzt die große Zeit der vertieften Zuwendung zu einem Thema, einer frei gewählten Aufgabe, einer kostbaren Liebhaberei. Ich gewinne mehr Tiefe, Gleichgewicht und Stabilität. Ich kann auch jungen Menschen etwas geben, selbst in einer Welt, die aus der Jugend einen Kult und aus dem Alter einen Schrecken machen möchte. Ich lasse mich nicht schrecken.

Qualität statt Quantität

Angst

Im Lauf unseres Lebens sehen wir uns immer wieder mit Ereignissen konfrontiert, die in uns das Gefühl von Angst erzeugen, zum Beispiel mit Prüfungen und Konflikten, aber auch mit Dunkelheit, Verlust geliebter Menschen, Krankheit, Alter usw. Jeder von uns kennt die plötzlichen körperlichen Empfindungen: »Ich habe einen Kloß im Hals, ich beginne zu zittern, ich schwitze, mir wird kalt und heiß, das Blut steigt mir zu Kopf, mein Herz- und Pulsschlag fangen an zu rasen...«

Immer wieder beschäftigt mich die Frage: »Was wird passieren, wenn ich die bevorstehende Prüfung nicht schaffe, wenn ich versage?«

Bei Prüfungsangst frage ich zunächst nach den Gründen meiner Angst. Ich notiere alle meine Gedanken, die mich schon lange Zeit wegen dieser Prüfung quälen: »Ich werde nicht genügend wissen. Alle meine Gedanken werden plötzlich weg sein. Ich werde herumstottern. Ich werde mich blamieren. Der Prüfer wird ärgerlich werden ... «

Ich versuche nun, andere Ängste und Alltagsprobleme aufzuzählen, die mich kaum oder gar nicht belasten: Angst vor Gefahren im Verkehr, Angst und Aufregung vor einer Einladung von Gästen, Lampenfieber vor einer geschäftlichen Besprechung usw. Ich notiere diese Angst- und Spannungsgefühle und die Möglichkeiten, wie ich diese bewältigen kann: Die Freude auf die erwarteten Gäste läßt mich meine Angst vor einem mißlungenen Essen vergessen. Die Bedeutung einer geschäftlichen Besprechung hindert mich daran, Angst vor den Gefahren im Straßenverkehr zu empfinden.

Ich befasse mich nun erneut mit meiner aktuellen Angst vor einer Prüfung. Ich beachte alle meine Gedanken, die sich mit Versagen beschäftigen, und notiere sie: »Das schaffe ich nie. Ich werde sicherlich von meiner Frau abgelehnt, wenn ich versage. Ich kann mir diese Blamage vor meinen Bekannten einfach nicht erlauben. Am besten, ich gehe gar nicht zum angemeldeten Zeitpunkt hin, ich verschiebe die Prüfung auf später.«

Ich versuche, die unangenehmen Gedanken nicht beiseite zu schieben, sondern stelle mir den Prüfungsablauf in meiner Phantasie so schrecklich wie möglich vor: Ich kann schon die erste Frage nicht beantworten. Ich werde nervös – »ich habe mir ja gleich gedacht, daß ich es nicht schaffe«. Ich fange an zu stottern, der Prüfer wird ungeduldig; ich werde immer aufgeregter, ich kann keinen klaren Gedanken mehr fassen. Ich scheitere in der Prüfung; meine Frau ist enttäuscht von mir, meine Freunde belächeln mich, ich schäme mich, ein Versager zu sein.

Ich lasse meine Angst ganz bewußt immer höher steigen, ich ertrage das unangenehme Gefühl.

Ich stelle mich dem Risiko

Ich stelle mir vor, daß ich scheitern werde: »Ich kann die Prüfung wiederholen. Ich werde mich beim nächstenmal in einer Gruppe vorbereiten. Ich kann die Enttäuschung meiner Frau durch eine Einladung zum Essen abschwächen ... « Ich werde also das Risiko des Versagens auf mich nehmen und in die Prüfung gehen. Ich versuche nicht, das Problem zu meiden, sondern setze mich mit meiner Angst intensiv auseinander.

Ich überlege mir Sorgen und Ängste, mit denen ich täglich allein fertig werde: Ich habe Schulden, bin ein finanzielles Risiko eingegangen. Ich fahre täglich mit dem Auto ohne Gedanken daran, daß mir etwas passieren könnte. Ich spiele Tennis ohne

Angst, daß ich ein Spiel verlieren könnte. Ich gehe zum Kartenspiel mit Freunden ohne Bedenken, daß sich meine Familie vernachlässigt fühlen könnte und mich ablehnen würde. Ich melde mich in Gesellschaft zu Wort ohne Angst vor einer Blamage.

Alle diese Probleme kann ich meistern. Die bevorstehende Prüfung verschafft mir zwar Unbehagen, aber ich werde das Risiko eingehen und nicht kneifen. Ich versuche, ruhig und überlegt vorzugehen, dann werde ich meine Angst besser unter Kontrolle halten können. Sollte ich trotzdem versagen, so wird dies auch nicht zur Katastrophe für mich.

Ich versuche vor der gefürchteten Prüfung möglichst oft, mein Unbehagen und meine Erregung hochkommen zu lassen. Ich lerne so meine Angst genauer kennen und werde immer sicherer, diese vermindern zu können.

Ich verstärke die so gewonnene Sicherheit zusätzlich durch positive Anweisungen, meine Angst zu verringern: »Ich habe mich gut vorbereitet, ich gehe sicher und sorglos in die Prüfung! Ich bin doch kein Feigling, kein Angsthase! Wenn ich eine Frage nicht beantworten kann, bleibe ich ganz ruhig. Der Prüfer ist auch nur ein Mensch. Ich sage ihm, daß ich etwas Zeit benötige, um mich zu beruhigen ... «

Ich gehe überlegt und ruhig vor

Appetitlosigkeit

Appetitlosigkeit ist keine Krankheit, sondern ein Begleitsymptom vieler Krankheiten. Mit funktionellen Oberbauchbeschwerden gehen Appetitstörungen genauso einher wie mit funktionellen Abdominalbeschwerden, die sich im Bauch oder Unterleib abspielen.
Eine anhaltende Appetitlosigkeit aber deutet auf eine depressive Grundstimmung, ein Aufgeben hin. Sehr häufig begleitet sie Lebenskrisen.
Die neurotische Form der Appetitlosigkeit, wie sie sich in der Anorexia nervosa (Magersucht) manifestiert, führt nicht selten zum Tod.

Appetitlosigkeit

Ich lerne mich kennen

Da Appetitlosigkeit eine Folge von somatischen Krankheiten sein kann, lasse ich mich gründlich von einem Arzt untersuchen. Findet der aber keine organischen Ursachen, kann meine Appetitlosigkeit auch nicht ohne weiteres beendet werden.

Leide ich an funktionellen Oberbauchbeschwerden, die mit Schmerzen, Völlegefühl, Sodbrennen, Blähungen, Übelkeit, Erbrechen und Appetitstörungen einhergehen, wobei irgend etwas beim Verdauungsvorgang nicht funktioniert, ohne daß eine Erkrankung festgestellt werden kann, muß ich den gesamten Komplex zu begreifen versuchen. Da diätetische Verordnungen bei diesen Beschwerden keine Besserung bringen, können sie mit der materiellen Nahrungsaufnahme nicht erklärt werden.

Auch bemerke ich, daß meine Beschwerden gegen Abend abnehmen. Ähnliches beobachte ich bei funktionellen Abdominalbeschwerden, nämlich bei Appetit-, Schluck-, Verdauungsstörungen und Entzündungen der Speiseröhre durch Magensaftrückfluß. Der Magen-Darm-Kanal, durch den ich »Umwelt« in mich aufnehme, reagiert unter psychischen Einflüssen so, daß er mir ins Bewußtsein gerückt wird, nämlich mit Schmerzen und Störungen. Setzt meine Appetitlosigkeit bereits da ein, wo es darum geht, durch den ersten Schließmuskel in diesem System, den Mund, etwas von außen aufzunehmen, mir einzuverleiben? Wie oft sagen wir: »Mir ist der Appetit vergangen!«

Der Mund ist die Aufnahmeöffnung des Magen-Darm-Traktes. Was durch den Mund nicht eingenommen wird, gelangt nicht in den Körper.

Appetit ist nicht nur Hunger auf Essen, die angelsächsische Psychologie benennt *appetite* mit Verlangen, Begehren.

Ist mir der Appetit vergangen, höre ich auf, als gesundes Wesen mit selbsterhaltendem Egoismus das zu wollen, was ich zum Leben brauche: Nahrung, Anerkennung, Liebe, Austausch. Wenn mir kurzfristig der Appetit vergeht, ich mich zurückziehe, auf mich selber reduziere, kann das eine reinigende Wirkung haben und heilend sein wie Fasten. Wird das »Fasten« aber zum Selbstzweck, erscheint mir nichts mehr appetitlich, reizvoll und schmackhaft, befinde ich mich in depressiver Stimmung.

Ist es eine Stimmung, die mein Leben prägt, will ich sie nicht hinnehmen, sondern durchleuchten und zu ändern versuchen. In der Redensart »Mir ist der Appetit vergangen« wird klar, daß es sich nicht oder selten um die dargebotenen Speisen handelt, sondern um etwas Störendes während des Essen, mit dem die Nahrung selbst nichts zu tun hat.

Störende Tischgespräche sowie das berühmte »Zeitunglesen« bei Tisch können dieses Mißbehagen genauso auslösen wie tiefsitzende Ängste in einer Lebenskrise, die im Moment vielleicht nicht erkennbar sind, mir dennoch den »Bissen im Hals stecken lassen«. Das Speisen in Gesellschaft ist ein traditioneller Vorgang, der in allen Kulturen einen großen Stellenwert einnimmt.

Die freundschaftliche, fröhliche Stimmung bei Tisch trägt wesentlich zur problemlosen Verdauung, zum Genuß, zum bewußten Kosten mit den Geschmacksnerven und zur Appetitanregung bei.

Bin ich allein, will ich mir mein Essen so liebevoll bereiten wie möglich, um zumindest freudige Feierlichkeit einer Mahlzeit in lieber Gesellschaft zu kopieren.

Essen liebevoll zubereiten

Meine Augen essen mit, und schon beim Anblick der Speisen beginnt mein Körper mit Speichel- und Magendrüsenabsonderungen meinen Appetit anzuregen.

Ebenso regen Vitamingaben an. Wenn ich eine Heranwachsende oder ein Heranwachsender bin, überlege ich, ob ich vielleicht meine Mutter mit meiner Appetitlosigkeit dafür strafen will, daß sie mir nicht die Aufmerksamkeit oder das Verständnis zukommen läßt, das ich von ihr erwarte und fordere. Esse ich ihre Kost nicht, übe ich eine anhaltende Macht über sie aus, der sie sich nicht entziehen kann.

Mir selbst aber schadet es, da ich bald an Mangelversorgung leiden werde, die sich wiederum in viele körperliche und seelische Bereiche hineinziehen kann. Dieser Weg in die »Pubertätsaskese« (Freud) kann mich sogar in die gefürchtete *Anorexia nervosa* führen. Die berühmte Geschichte vom »Suppenkasper«, die der Nervenarzt Hoffmann in seinem Buch vom

»Struwwelpeter« darstellt, beschreibt den Weg eines Nahrungsverweigerers bis ins Grab. Will ich wirklich mein Leben aufgeben? Will ich anderen zeigen, wie autonom ich bin, wie asketisch? Will ich nicht erwachsen werden? Verweigert mein Körper die Nahrung, um superschlanke Formen zu bewahren?

Gewiß ist Völlerei eine der sieben Todsünden, und Fasten kann eine asketische Leistung sein. Im Übermaß aber bedeutet Appetitlosigkeit mehr als einen Akt der Willenskraft, im Gegenteil: Ich verliere die Kontrolle über meinen Körper und über meinen Willen. Totale Appetitlosigkeit deutet auf eine schwere neurotische Störung hin. Wenn ich erkenne, daß meine Gefühlswelt in diese Richtung tendiert, weiß ich, daß es für mich allerhöchste Zeit ist, umzukehren und mich meinem Erwachsenwerden und meiner Sexualität zu stellen.

Der Appetit kommt mit dem Essen – und dem Willen dazu

Ich will mich bemühen zu essen, auch wenn zunächst der Appetit ausbleibt. Wenn meine Gedanken in die gesunde Richtung von Lebenserhaltung weisen, werden meine Körperfunktionen folgen. Das Sprichwort sagt: Der Appetit kommt beim Essen. Der Appetit aufs Erwachsenwerden kommt mit dem Erwachsenwerden.

Asthma

Bronchialasthma ist ein Zustand krampfhafter Atemnot, der anfallweise und wiederholt auftritt. Durch Krämpfe in der Bronchialmuskulatur, Schwellung oder starke Sekretbildung der Bronchien wird die Ausatmung gehemmt. Beim Asthmaanfall kommt es zu hochgradiger Atemnot. Der Anfall kann nur wenige Minuten, aber auch Stunden oder im Status asthmaticus Tage dauern.

Die lebensbedrohliche Atemnot ist begleitet von pfeifenden Geräuschen, Husten und Auswurf. Obwohl es sich vorwiegend um eine behinderte Ausatmung handelt, hat der Patient das Gefühl, zu wenig Luft zu bekommen, und atmet übermäßig stark ein. Durch die Hyperventilation stellen sich zusätzlich Schwindel- und Taubheitsgefühle ein. Der Patient ist in diesem Kreislauf angstvoller Atemnot gefangen, bis der Anfall vorüber ist.

Natürlich bin ich erleichtert, wenn ich wieder normal Luft bekomme und ausatmen kann, aber die Angst vor dem nächsten Anfall wird mich nie ganz verlassen. Ich bin also nervös.

Während des Anfalls bin ich hilflos und voller Angst, ich fürchte zu ersticken, ich bin gereizt und aufbrausend, schnappe wiederholt nach Luft und fühle ein Kribbeln und Prickeln, Schwindel und Kopfschmerzen.

Ich habe also mit vielen Beschwerden zu tun. Ich weiß, daß sowohl immunologische wie infektiöse und psychogene Faktoren Auslöser eines Asthmaanfalls sein können.

Bei den immunologisch bedingten Auslösern (durch gestörte Abwehrreaktionen) handelt es sich meistens um eine Allergie, wie zum Beispiel gegen Pollen, Hausstaub, Katzenhaare, bei der Histamin freigesetzt wird. Das Histamin aber bedingt eine reflexartige Kontraktion der glatten Muskulatur meiner Atemwege.

Es gibt sogar sogenannte Klimaallergene, wie eine bestimmte Bodenbeschaffenheit oder Feuchtigkeitsgehalt der Luft.

Meine Feinde lauern also überall dort, wo andere Menschen keine Gefahr verspüren. Auch Medikamente wie Aspirin können einen Asthmaanfall auslösen.

Darüber hinaus kann auch der Parasympathikus, der im vegetativen Nervensystem der Gegenspieler des Sympathikus und vorwiegend für die Nachtarbeit meiner Körperfunktionen zuständig ist, erregt werden, wodurch das Bronchialsystem erregt wird, und so kommt es zum nichtallergischen Asthma. Zäher Schleim wird abgesondert, und die schreckliche Reflexbronchokonstriktion hemmt mein Atmen. Warum bin ich nervlich erregt und leide wieder unter Asthma?

Die infektiösen Auslöser sind bakterielle oder virale Infektionen, die besonders bei Kindern zu Asthma führen. Zum Glück hören diese Anfälle meistens in der Pubertät auf –

Es gibt höchst unterschiedliche Asthmagründe

sie können genauso spontan aufhören, wie sie begonnen haben.

Als erwachsener Asthmatiker will ich darüber nachdenken, daß auch seelische Erschütterungen zu einer Erstmanifestation führen können. Wenn ich zum Beispiel eine Lebensentscheidung getroffen habe, mit der ich nicht ganz glücklich bin, bekomme ich vielleicht so einen Erstickungsanfall.

Später verwischen sich die Übergänge zwischen den einzelnen Formen, es wird immer schwerer zu entscheiden, ob unterdrückte Angst oder bewußte Angst vor einer Entscheidung den Anfall auslöst. Auf jeden Fall verstärkt Angst während eines Anfalls diesen erheblich.

Angst verstärkt den Anfall

Aber wie soll ich angstlos in so einem bedrohlichen Moment reagieren? Ich weiß aus Studien, daß Asthmatiker schon Atembeschwerden bekommen, wenn ihnen gesagt wird, die Luft sei mit Allergenen angereichert, ja selbst die Betrachtung von Bildern von Pollen oder Katzenhaaren kann einen Anfall auslösen. Da ich mir also einen Auslöser suggerieren kann, kann und will ich auch mit Autosuggestion versuchen davon loszukommen.

Ich beobachte mich im Umgang mit meinem Arzt. Befolge ich seine Anordnungen, oder widersetze ich mich, wo immer es geht?

Bin ich ungehalten und unzuverlässig ihm gegenüber? Dosiere ich die verschriebenen Medikamente zu hoch oder zu niedrig? Beides kann äußerst gefährlich für mich werden.

Wogegen protestiere ich? Warum gegen den Arzt oder gegen den helfenden Angehörigen?

Ich bin unzufrieden mit mir selbst und protestiere dagegen. Ich bin ein sehr pflichtbewußter Mensch, ehrgeizig und empfindsam. Ich beobachte, welche Konflikte in meinem Leben ablaufen, ohne daß ich ihnen vielleicht auf realer Ebene genügend Aufmerksamkeit schenke. Meine Asthmaanfälle werden sicher in Verbindung mit meiner Erlebniswelt stehen. Ich will mir eingestehen, daß ich sensibel bin, und beobachten, ob ich eventuell einen Asthmaanfall an Stelle eines Wutanfalls bekomme, wenn ich einen Konflikt auf der psychischen Ebene nicht lösen kann.

Halte ich einen Menschen in meiner Umgebung für stärker als mich, allmächtig gar, mit dem ich mich einerseits identifizieren möchte, seine Macht über mich aber gleichzeitig auch fürchte und abwehre? Etwa wie ich als Kind der Mutter gegenüber gefühlt habe, der ich dennoch trotzig begegnete?

Bevorzuge ich Entweder-oder-Entscheidungen statt diplomatisches Taktieren?

Damit mein vegetatives Nervensystem in gesunder Balance arbeiten kann, will ich durch autogenes Training erlernen, mich zu entspannen, angstfreier zu leben, mich dem Urvertrauen des Menschen zu nähern, für den die Verfügbarkeit von Luft und Umwelt selbstverständlich ist.

Durch Entspannung angstfrei leben

Ich will wegkommen von meinen bedrückenden Phantasien, die schon ausreichen können, das ungesunde asthmatische Atemmuster auszulösen, wie etwa, wenn ich durch ein Foto an den Auslöser eines Anfalls erinnert werde. Alle anderen benutzen die Atemluft straflos – ich will das auch tun, mir steht sie auch zu.

Ausgebranntsein

Menschen voller Ideen und Ideale, ohne die unsere Gesellschaft nicht funktioniert, die sich gefühlsmäßig engagieren, Menschen in Heilberufen, auf Intensivstationen, aber auch Lehrer und Sozialarbeiter, Rechtsanwälte, die sich wirklich mit denen identifizieren, die bei ihnen Hilfe suchen, Karrierefrauen mit Familie, Führungskräfte in der Wirtschaft, die die Verantwortung für viele Arbeitsplätze tragen, haben jahrelang elastisch und erfolgreich gearbeitet, und plötzlich erkennen sie sich selbst nicht wieder: Es klappt nichts mehr! Die hilflosen Helfer stehen allein und wissen nicht weiter. Gefühlsmäßige Leere und Frustrationen machen sie unglücklich. Sie sind ausgebrannt.

Am dramatischsten wirkt sich dieser Burnout bei Psychiatern aus. Ihre Selbstmordrate liegt fünfmal höher als bei der Allgemeinbevölkerung.

In dieser Beschreibung erkenne ich mich wieder.

Die Frage, die ich mir in meinem erfolgreichen Leben nie gestellt habe, überfällt mich jetzt: »Wer bin ich?«

Immer war ich der Mittelpunkt, der Fels in der Brandung, auf den man sich verlassen und stützen konnte. Ich habe hart und aufopfernd gearbeitet – und es hat mir Freude gemacht. Ich habe mich immer aufs neue mit den Problemen anderer identifiziert, mit ihrem Unglück, ihrer Hilflosigkeit – und jetzt beginne ich Termine zu vergessen, ich sehe keinen Sinn mehr in meiner Arbeit und bin oft so ärgerlich.

Alles, was mich ausgemacht hat, scheint mir verlorenzugehen, ich bin nicht mehr von der Wichtigkeit meiner Arbeit überzeugt. Ich bin nicht depressiv, habe keine Schuldgefühle, im Gegenteil, ich bin voller Ärger, ärgerlich auf alle die, die weiterhin etwas von mir wollen, mein Verständnis – wo ich mich doch momentan selber nicht verstehe. Ich ertappe mich bei dem Gedanken, meine Schüler, Patienten, Klienten zu hassen. Sollen sie doch alle zum Teufel gehen! Dennoch versuche ich mit großer Anstrengung meine Arbeit weiter zu erledigen. Es hilft nichts.

Wie kann ich mir nun selber helfen? Wie kann ich meinen alten Enthusiasmus wiedererlangen, zumindest für mich, um zu überleben? Wo Fülle war, ist jetzt Leere. Noch kann ich mich in den heimatlichen Hafen retten oder mich einem Freund anvertrauen, bevor ich auch meine Familie und meine Freunde verliere, so wie mir meine Arbeit, mein bisheriger Lebenswert zu entgleiten drohen.

Ich pflege mich und mein Glück

Dies ist der erste Schritt: Ich denke jetzt an mich, ich will persönliches Glück packen und festhalten, pflegen und kultivieren, meinen privaten Neigungen, die ich immer auf später verschoben habe, jetzt Aufmerksamkeit widmen. Ich will mich ändern, um wieder auftanken zu können. Ich will meine ausgebrannte Seele und meinen überarbeiteten Körper so achten, wie ich die Disziplin geachtet habe, mit der ich mich immer wieder zu Leistungen angetrieben habe.

Meinen natürlichen Egoismus habe ich verlernt, ohne den kein Mensch lange Zeit leben kann.

Ich bin in der Routine erstickt, habe mich selbst arretiert, angehalten und eingesperrt. Nicht mein Beruf war grausam, ich war grausam gegen mich selbst, gegen die zarten Regungen meiner Seele, die nach Nahrung verlangt.

Nur wenn ich mich selber liebe, kann ich auch andere lieben. Jetzt ist es an der Zeit, umzukehren und von meinem hohen Roß herunterzusteigen. Je höher ich saß, je mehr ich mir zugemutet und abverlangt habe, desto tiefer falle ich jetzt. Aber ich kann mich auffangen, wenn ich erkenne, was ich falsch gemacht habe.

Ich schraube meine beruflichen Ziele herunter, ich delegiere, ich lasse etwas laufen, statt es erzwingen zu wollen.

Loslassen können

Nur in Industrieländern gibt es das Burnout-Syndrom. Meine Interessenwelt hat sich verengt, viele Schönheiten des Lebens, die mir hätten Kraft spenden können, habe ich nicht gesehen.

In der Muße will ich nicht mehr Faulheit sehen, sondern eine starke Quelle schöpferischer Lebensgestaltung. Und wenn ich mich ganz und gar ändern muß – es ist meine einzige Rettung aus der erstickenden Sackgasse.

Als Maschine habe ich mich überschätzt, als Mensch habe ich mich immer wieder unterschätzt.

Ich setze jetzt Prioritäten – besinne mich auf meine Kindheit. Gefühle von Sehnsucht, Neugier und Staunen will ich nicht unterdrücken, sondern kultivieren. Meinem sich steigernden Mißtrauen gegen die Umwelt, die mich ausbeuten will, gebe ich nicht weiter Raum.

Prioritäten setzen

Bevor ich meine Gefühle noch weiter verschließe, lerne ich in kleinen Schritten mich zu öffnen, zu sprechen, statt immer nur zuzuhören und zu helfen.

Ich erkenne, daß ich mich selbst in die Isolation getrieben habe.

So anpassungsfähig war ich, daß ich mein Ich verleugnete.

Jetzt muß und will ich mein Ich, meine Wünsche erkennen und ausleben. Ich gebe Schwäche zu, wenn ich so empfinde, ohne Scham, mein Gesicht zu verlieren. Ein menschliches Gesicht hat viele Schattierungen. Ich vertraue darauf, in all meinen menschlichen Regungen verstanden und geliebt zu werden,

Grenzen erkennen

wenn ich nur erkenne und zugebe, daß so ein perfektes, anonymes Leben nicht nur nicht lebenswert, sondern auch nicht lebbar ist. Ich vergesse meine Anmaßung, das oft traurige Leben anderer retten und meistern zu können, und erkenne voller Demut, wo meine Grenzen sind. So werde ich zu beglückenden Tiefen vorstoßen, von deren Existenz ich bisher keine Ahnung hatte.

Blasenschwäche

Die häufigste psychosomatische Erkrankung der Frau in der Praxis des Urologen ist eine gestörte Funktion der Blase und der ableitenden Harnwege.

Es kommt zu Harnverhalten, Oftharnen, Brennen beim Harnen, Brennen in der Blase, Harnröhrenentzündungen oder Unfähigkeit, den Harn zu halten (Inkontinenz).

Für die Betroffene kann es ein Thema von beschämender Tragweite werden, das in besonders schweren Fällen ihr Leben so sehr bestimmt, daß es zu einem langen Leiden wird.

Der Harn gelangt aus dem Nierenbecken durch die Harnleiter in die Harnblase. Dieses Hohlorgan, das den Harn sammelt, liegt vorne im kleinen Becken direkt hinter dem Schambein. Es faßt ungefähr einen Liter, aber der Drang zur Miktion (Blasenentleerung) kann schon bei 200 ml auftreten.

Die Blasenentleerung wird willkürlich ausgelöst, läuft dann aber reflektorisch ab. Beteiligt sind die Muskulatur der Blasenwand sowie die Bauch- und Beckenmuskulatur. Der Schließmuskel erschlafft beim Harnen. Im unteren Teil der Blase tritt der Harn durch die Harnröhre aus, die beim Mann 20 cm, bei der Frau nur 5 cm lang ist.

Der in den Nieren gefilterte Harn wird so lange in der Blase gesammelt, bis ein Druck entsteht, der nach Erleichterung verlangt. Ein wohliges Gefühl ist es, diesen Druck abzulassen, den Harn loszulassen – sich zu erleichtern. Als ob eine große innere Spannung durch eine positive Nachricht sich auflöst, empfindet der wasserlassende Mensch wohlige Erleichterung.

Wir können aber auch bei Aufregung oder Angst einen plötzlichen Harndrang verspüren, als ob wir die Angst somit aus dem System ablassen könnten.

So haben also die Blase und die ableitenden Harnwege etwa die Funktion einer Schleuse. Es wird etwas angestaut und abgelassen, je nach Bedarf.

Das ist einleuchtend und sinnvoll. Sinnlos aber erscheint es mir zu Recht, wenn ich dauernd die Toilette aufsuche, um nur Tröpfchen abzugeben. Mein Bewußtsein spielt mir einen Streich, indem es mir eine gutgefüllte Blase signalisiert, die nicht vorhanden ist.

Ich verrichte eine Sisyphusarbeit, wie die Gestalt in der griechischen Sage, die immer wieder einen Stein einen Berg hochzuwälzen versuchte, was ihr nie gelang. Daß bei meiner erfolglosen Arbeit der gesamte Harnwegapparat mit brennenden Schmerzen reagiert, wundert mich nun nicht mehr.

Etwas in meinem großen seelischen Bereich von Aufnehmen und Loslassen muß in Unordnung geraten sein, wenn der Urologe weder Harnweginfektion noch Blasen- oder Gebärmuttersenkung hat feststellen können. Wenn auch sonst keine Grunderkrankung das Symptom Harninkontinenz verursacht, nehme ich meine momentane psychische Situation unter die Lupe.

Was ist los, wenn ich trotz Dauerdrucks nur tröpfelnd Harn abgeben kann, wenn meine Blase zögert, brennt und der gesamte Urogenitaltrakt mir so schmerzhaft ins Bewußtsein rückt, als wäre mein übriger, nicht schmerzender Körper nur die Vorrichtung, die Ausscheidungsorgane zu halten?

Das ist mir so peinlich, daß ich gar nicht darüber nachdenken mag. Warum geschieht es ausgerechnet mir, die ich doch Sex nicht ohne Überlegung und nicht jederzeit verantwortungslos praktiziere, sondern mir Gedanken um die Beziehung zu meinem Partner mache? Warum wird gerade der Teil meines Kör-

Unordnung im seelischen Bereich

pers, der auch am Geschlechtsakt beteiligt ist, mir dauernd so schmerzhaft ins Bewußtsein gerückt? Ich bin ein besonders empfindsamer Mensch, empfindsam und leicht gekränkt und versuche täglich, mir das nicht anmerken zu lassen und meinem Partner keine Handhabe zu geben, mich in meiner verwundbaren Sexualität zu benutzen und zu verletzen.

Ich bin aktiv und setze mich im Beruf und im Leben immer durch.

Warum reduziert mich dieses wunde Brennen auf das unausweichliche Wahrnehmenmüssen gerade dieser Körperregion? Ich bin kein triebhafter Mensch – hier wird mir die Harntriebhaftigkeit schmerzhaft bewußt.

Der Urogenitaltrakt ist Ausscheidungsorgan und Lustorgan. Ich muß den Schleier von den dunklen, versteckten Seiten meiner Person wegziehen und meine versteckten Wünsche hören und befreien. Ich will mich viel lieber hingeben, als mein Kopf es mir vorschreibt.

Stau abbauen – gelassen werden

Ich will Bewegung nicht scheuen, etwas fließen lassen, Stau abbauen, loslassen, strömen, dahinfließen.

Ich will dem korrekten, akkuraten Umriß meiner Figur, meinem Selbstbild, das ich mir gemacht habe und dem ich unterwürfig diene, eine Veränderung erlauben, ein Zerfließen der festgelegten Grenzen zugunsten einer veränderten, sich weiter verändernden Frauengestalt. Einer Frauengestalt, die sich nicht nur als funktionierende, dominierende Maschine ansieht, die alles in der Hand hat, sondern sich auf Verletzung der Grenzen einläßt, ihre verschütteten Triebe nicht nur wahrnimmt, sondern leben läßt.

Ich will mich in meinen Tränen baden und meinem Körper und meiner Seele jede Ausdehnung, ja unabgesteckte Grenzenlosigkeit zumuten und zutrauen.

Als flösse ein Fluß, der Fluß des Lebens, durch mich hindurch, will ich dieses Fließen nicht weiterhin durch meine mühsam errichteten Dämme und Deiche bremsen.

Brechreiz

Verdorbene, für den Körper schädliche Speisen werden auf diese Weise wieder herausbefördert. Manchmal reicht aber die Vorstellung, etwas Verdorbenes gegessen zu haben, um denselben Reiz hervorzurufen. Tritt das häufiger ein, so kann ständige Angst davor einen ewig lauernden Brechreiz begünstigen.

Wir kauen die Nahrung, schlucken sie hinunter, und der Verdauungsvorgang beginnt selbständig. Wir denken nicht darüber nach, was weiterhin geschieht, wenn alles normal und natürlich verläuft. Spüren wir aber Übelkeit und Brechreiz, ist etwas gestört. Was es ist, wissen wir nur selten.

Wer sich im entfernten Ausland befindet, wird in so einem Fall sofort auf eine ungewohnte und verdorbene Speise tippen. So kann schon das Öl in südlichen Ländern für unseren mitteleuropäischen Magen unverdaulich sein. Es kommt zu starken Brechdurchfällen. Durch die Bauchpresse gelangt der Mageninhalt in die Speiseröhre und wird durch den Mund wieder hinausbefördert. Der Brechakt hat also eine reinigende Wirkung.

Bulimiekranke (Freßsucht) stecken sich den Finger in den Hals, um ihren Körper vom Verbotenen, dem Essen, zu befreien, sich zu reinigen.

Macht sich der Brechreiz selbständig, will der Körper sich einer Sache entledigen. Hat er keine toxischen Speisen aufgenommen, so will die Seele sich befreien und bedient sich des Körpers, um dies zum Ausdruck zu bringen. Was die Seele zum Ausdruck bringen will, müssen wir von Fall zu Fall herausbekommen.

Die Angst, etwas Verbotenes getan zu haben

Das Brechzentrum kann indirekt erregt werden, wenn Erregung der Rachen- und Magenschleimhaut stattfindet. Was ist es also, dessen ich mich entledigen will?

Brechreiz

Warum bekomme ich so oft das verbale »Kotzen«, wenn ich bestimmte Menschen sehe, wenn ich politische Nachrichten höre, wenn irgend etwas in meinem Leben einem Eingriff in meine individuelle Integrität gleicht, wenn mir etwas hineingestopft werden soll, was ich nicht zu schlucken bereit bin?

Dann verlagert sich mein mentales »Nichtschluckenwollen« auf das körperliche Zusammenspiel von Reizen, das in der Folge das Brechzentrum reizt.

In der Schwangerschaft können die ersten Monate durch dauernde Brechbereitschaft so erlebt werden, daß die werdende Mutter ihren Zustand so zum Kotzen findet, daß sie kein weiteres Kind austragen möchte. Von Anfang an wird ihr Verhältnis zu dem Brechreiz erzeugenden »Störenfried« getrübt sein, was für die Entwicklung der so wichtigen Mutter-Kind-Beziehung einschneidend sein kann.

Wenn ich in der Schwangerschaft unter andauerndem Brechreiz leide, bin ich nicht – oder noch nicht – bereit, die Verantwortung als Mutter für ein schutzloses Wesen zu übernehmen. Vielmehr sehne ich mich danach, mich fallen zu lassen, umsorgt zu werden – und soll nun statt dessen umsorgen und schützen.

Ist mir auch hier etwas »eingepflanzt« worden, was ich mir nicht einverleiben will?

Da mein Leib den Fötus nicht einfach ab- und ausstoßen kann, verlagere ich den unbewußten Wunschvorgang auf eine andere Körperöffnung und breche mir die »Seele aus dem Leib«. Das aber bringt mich keinen Schritt weiter an die Lösung des Problems oder die Änderung des Zustands.

Brechreiz steht für starke Ablehnung

Ob ich nun schwanger bin oder nicht, Brechreiz steht für starke Ablehnung.

Der junge Vater, der sich erbrechen muß, falls er seinem Kind mal die Windeln wechseln soll, steht genauso abwehrend und ablehnend da; er will es nicht wahrhaben und spuckt den unerfreulichen Bissen aus, der ihm schwer im Magen liegt. Er ist noch nicht bereit, sein Leben oder seine Frau mit einem Kind zu teilen.

Wann immer ich etwas erbrechen will, sehe ich meine Selbständigkeit durch eine unverdauliche Pflicht eingeschränkt.

Wenn eine Menge von Eindrücken und Forderungen auf mich einstürmt, ist es wie ein zu buntes Mahl, nach dem mir schlecht wird, weil ich nicht eins nach dem anderen in Ruhe verdauen kann.

Ich betrachte also mein Leben wie ein buntes Menü und wähle nur das aus, was mir bekommt.

Von »Montezumas Rache« heile ich mich mit leichtverträglichen Gegenmitteln wie Joghurt. Bei nahrungsbedingtem Erbrechen schalte ich auf Magenschonkost um.

Bin ich schwanger, gehe ich in mich und nehme tief drinnen diesen neuen Zustand mit all seinen überraschenden Schönheiten an, ich befreunde mich mit meinem Kind.

Jeder andere, unspezifische Brechreiz zwingt mich, mein Leben zu entwirren, mit Ruhe und Ehrlichkeit aus dem Speisenberg herauszusortieren, was mir das gesamte Menü unerträglich erscheinen läßt.

Das Leben entwirren

Mit Mut entferne ich die Gräten und Knochen. Ich erkenne, daß sie in meiner bisherigen Anschauung nicht wie Gräten und Knochen ausgesehen haben, sondern wie wohlschmeckende Häppchen.

Mein Körper aber belehrt mich eines Besseren. Nur Ehrlichkeit mit mir selber nimmt mir die rosarote Brille ab und zeigt mir, welcher Brei aus Kränkungen, unerfüllten Wünschen, unterdrückter Wut mir Brechreiz verursacht.

Ich atme bewußt tief durch und löse den Brechreiz.

Dann atme ich nochmals tief durch und löse meine mich ängstigenden Probleme einzeln und jedes zu seiner Zeit.

Depression

Trauer, Leid, Verbitterung, Mut- und Trostlosigkeit, Hoffnungslosigkeit, Lebensüberdruß, Willens- und Entscheidungsunfähigkeit kennzeichnen das Bild einer depressiven Stimmungslage. Ursache kann der Verlust eines geliebten Menschen, persönlicher Mißerfolg, Versagen, ein Unglücks-

fall oder ähnliches sein – man gerät plötzlich in einen Zustand der Ausweglosigkeit und Sinnlosigkeit. Man fühlt sich körperlich krank, leidet unter Appetitlosigkeit, schläft schlecht, ist ständig müde, lustlos und vom Leben überfordert. Immer wieder tauchen Gedanken auf – »Ich bin mutterseelenallein, nichts kann mir mehr Spaß machen, das Leben ist ein tiefer Abgrund, ich habe keine Hoffnung mehr, ich habe versagt, bin wertlos, keiner wird sich um mich kümmern, das Leben ist sinnlos und leer geworden ... "

Was kann ich tun, um diese Niedergeschlagenheit zu bewältigen, den Schmerz einer Trennung, eines Verlustes zu überwinden, um nicht noch tiefer in diesen Lebensüberdruß hineinzugeraten? Das wichtigste ist zunächst, daß ich mich meiner Tränen und Schmerzgefühle nicht schäme, daß ich nicht versuche, Haltung zu bewahren. Ich stürze mich nicht in turbulente Veranstaltungen und Einladungen, um zu vergessen. Ich ziehe mich zurück und versuche, von der geliebten verlorenen Person Abschied zu nehmen. Ich suche alte Andenken hervor, schaue mir Fotos an, ich erinnere mich an schöne gemeinsame Erlebnisse. Dieses Durchleiden des Verlustes braucht viel Zeit, und ich werde ebensoviel Zeit und Geduld benötigen, um das Alleinsein zu erlernen. Alkohol und andere Betäubungsmittel sind untauglich als Helfer, sie führen nur zur Abhängigkeit.

Trauer braucht Zeit

Trotz Müdigkeit und Lustlosigkeit versuche ich, tägliche Pflichten zu erledigen. Ich gehe einkaufen, bereite meine Mahlzeiten, halte in der Wohnung Ordnung usw. Selbst wenn ich vom Arzt krankgeschrieben wurde, bleibe ich nicht den ganzen Tag im Bett liegen. Die Belastung, meinem Beruf nachzugehen, würde mich im Moment noch überfordern, aber kleine Aktivitäten beseitigen die Monotonie. Ich werde feststellen, daß ich nicht unfähig bin, nicht so krank bin, um mich nicht selbst versorgen zu können. Ich versuche, nach und nach Dinge zu unternehmen, die mir Spaß machen. Ich mache einen Bummel durch die Stadt, kaufe mir etwas Hübsches zum Anziehen, gehe zum Friseur, schenke mir selbst einen Blumenstrauß ... Ich achte auf mein Äußeres und mache mich besonders hübsch. Ein erfreuliches Spiegelbild wird auch meine düstere Stimmung aufhellen.

Eine weite, längere Urlaubsreise würde im Moment nur eine Flucht vor schmerzhaften Erinnerungen, ein Davonlaufen aus der Einsamkeit bedeuten. Kleine Ausflugsfahrten in gewohnter Umgebung bringen Ablenkung. Ich werde wieder schöne Dinge, Tiere, Pflanzen wahrnehmen und mich an ihnen erfreuen.

Ich überlege mir ganz bewußt, welche Interessen, Wünsche, Mitmenschen ich schon längere Zeit vernachlässigt habe, und fange an zu planen. Ich lade einige Freunde zu mir ein, bereite einen netten Abend vor, bemühe mich um ein besonders schmackhaftes Essen. Meine Besucher werden meine Kochkünste loben, werden mir Komplimente machen wegen meines Aussehens, meines neuen Kleides, ich werde mich wohl und anerkannt fühlen. Es wird ein geselliger Abend, ich kann wieder lachen und lustig sein.

Ich informiere mich, welche kreativen Hobby-Kurse wie Töpfern, Malen, Basteln, Kochen, Musizieren usw. am Ort angeboten werden, welche sportlichen Aktivitäten ich gerne ausüben möchte und in welchen Verein ich eventuell eintreten könnte. Ich plane meine Freizeit und kann so Eintönigkeit und Einsamkeit vermeiden.

Bei diesen Gelegenheiten werde ich neue Menschen kennenlernen. Ich warte aber nicht ab, bis diese auf mich zugehen. Ich versuche von selbst, Kontakt aufzunehmen, mich zu unterhalten und Verabredungen zu treffen.

Ich nehme meine Zeit, besonders meine Freizeit wichtig. Aus ihr kann ich Kraft schöpfen und werde so auch wieder den Anforderungen und Belastungen des Alltags gewachsen sein. Ich fange an, meine weitere Zukunft aktiv zu planen. Ich entscheide mich, ob und wann ich meinen Beruf wieder aufnehmen bzw. neu beginnen möchte. Ich werde in meiner Arbeit Selbstbestätigung finden, in meiner Freizeit Erholung, Entspannung und Kontakt zu anderen Menschen.

Eintönigkeit und Einsamkeit durch Planung der Freizeit überwinden

Sich im Leben wieder zurechtfinden

Schritt für Schritt werde ich bemerken, wie gut ich mich wieder im Leben zurechtfinde, welche Wünsche ich verwirklichen kann, welche Freuden mir das Leben wieder bieten kann. Ich bin auf dem besten Weg, meinem Leben wieder einen Sinn zu geben und gerne weiterzuleben.

Durchfall

Dünnflüssigen Stuhl, der bei verstärkter Darmbewegung auftritt und nervöse, toxische oder bakterielle Ursachen hat, nennen wir Durchfall.

Oft liegt eine Entzündung des Dünn- bzw. Dickdarms vor. Durchfall ist eine Begleiterscheinung vieler Krankheiten. Durchfall gehört aber auch zur Gruppe der funktionellen Störungen des unteren Verdauungstraktes oder, anders ausgedrückt, in die Gruppe funktioneller Unterbauchbeschwerden.

Von funktionellen Störungen sprechen wir, wenn keine erkennbare Organveränderung vorliegt und keine bakterielle Lebensmittelvergiftung nachgewiesen werden kann, wir also nichts über Ursache und Wirkung wissen.

Was der Volksmund weiß, ist, daß »Schiß« gleich Angst ist, man sich »vor Angst in die Hosen macht« im übertragenen wie im wirklichen Sinn.

Durchfall und Verstopfung können im Wechsel auftreten. Zwanzig Prozent der Patienten haben schmerzlose Durchfälle. Viele leiden über Monate und Jahre unter immer wieder auftretenden Durchfällen. Sie beschreiben ein Brennen und Drücken, Krampfzustände, Afterjucken und leiden nicht selten auch noch unter Migräne, Atembeklemmung oder dem Gefühl, einen Kloß im Hals zu haben.

Gegen Abend werden die Beschwerden besser (wenn der Druck durch die Alltagsforderungen langsam nachläßt), auch im Urlaub tritt Besserung ein.

Die Patienten beschreiben ihre Beschwerden sehr genau, lassen sich aber ungern auf zusätzliche Äußerungen ein, die erklären und vertiefen könnten, wann diese Ereignisse eintreten und wann sie ausbleiben.

Die Nahrung, jede Sorte Nahrung, sei es materielle wie geistige, die beim »Naturmenschen« angemessene Zeit im Leib verbleibt, »einverleibt« wird, mit so schönen alten Sprüchen wie »Gut Ding will Weile haben« selbstverständlich »verdaut« wird, fällt beim modernen Industrieprodukt »Mensch« leicht durch. Die Frage nach der richtig genutzten, kostbaren Zeit ist nicht mehr gültig, sondern eindeutig zugunsten eines Schnellebens, Produzierens und Verwerfens aufgegeben. Kein Wunder also, daß Menschen zunehmend vor Angst Durchfall bekommen.

Durchfall ist ein Symptom, keine Erkrankung. Was muß ich in meiner Einstellung zu meinem Leben, meinen Wünschen und Fähigkeiten überdenken, um nicht von dieser Geißel gepeinigt zu werden?

Zunächst sortiere ich. Ich muß herausfinden, wann die Durchfälle auftreten und wann ich Ruhe habe. Ich bin nicht nur meines Glückes Schmied, sondern auch mein bester Arzt. Ich bin ein Mensch, der sich dezent und korrekt kleidet, der nicht gerne auffällt, ja der auffallend angepaßt ist. Ich bin ein Mensch, der lieber gibt als etwas geschenkt bekommt. Ich komme gar nicht auf die Idee, daß ich Forderungen stellen kann und diese auch erfüllt werden würden. Im Beruf nicht, in der Freundschaft und in der Ehe nicht. Ich habe den Wunsch zu geben, warte nicht ab, bis etwas kommt, und mein Magen-Darm-Trakt macht es mir nach, er scheidet schnell aus.

Bei Störungen im Magen-Darm-Kanal geht es um Funktionen des Nehmens und Gebens und des Zurückhaltens. Der Mensch mit Verstopfung kann nicht mehr geben. Ich aber kann nichts halten. Mein starkes Bedürfnis, verwöhnt zu werden, lebe ich quasi vorbildlich vor, indem ich verwöhne, immer zur Stelle bin, nichts für mich beanspruche. Tief drinnen bin ich aber

Ursachen herausfinden

Durchfall

Auch nehmen, nicht nur geben

aggressiv gegen die Ewigempfangenden, die meine stumme Aufforderung nicht hören und verstehen.

Meine hervorstechende Eigenschaft zur Bereitwilligkeit hat mich so geprägt, daß meine Mitmenschen gar nicht mehr wissen, wer ich bin und was ich will, ein Mensch ohne Etikett sozusagen. Meine Krankheit aber hat sich verselbständigt. Sie hängt über mir. Ich muß sie mir »einverleiben« und wieder mit meinen innerseelischen Zuständen und den zwischenmenschlichen Beziehungen verknüpfen, sie auf die Wurzeln ihres Entstehens zurückführen und mit den Wurzeln ausreißen.

Dazu will ich mich ändern.

Ich werde mir meiner dauernden Abwehr bewußt, mit der ich aufkeimenden Fragen in meinem Leben begegne. Ich habe Angst, Fragen zu stellen. Schiß aber ist Angst, ist Enge, Festhalten. Mir fehlt die große Menge Flüssigkeit, in der ich mich tummeln kann wie ein Fisch im Wasser. Meine Eindrücke fallen unverdaut durch.

Als Durchfallpatient muß ich viel trinken, süße Limonaden mit Kochsalz etwa, Elektrolyt-Ersatz, Mineralgetränke. Flüssigkeit ist Flexibilität, ist Loslassen. Ich bin »flüssig« heißt, mit Geld eine Menge planen zu können, unabhängig, aber auch voller Initiativen zu sein.

Grenzen erweitern

Wenn ich mich jetzt ändere, werde ich auf Widerstand meiner Mitmenschen stoßen, die mich ja nur als angepaßten Ausgleicher kennen. Das aber will ich bewußt herausfordern, um meine Grenzen zu erweitern.

Mein Durchfall lehrt mich, daß mein Leben als Gebender bereits behindert ist, daß es so nicht weitergeht. Der Konfliktfall ist schon eingetreten. Ich bin wertlos geworden und will wieder Wert gewinnen, indem ich meine Stelle behaupte. Erstaunen werde ich ernten, dann aber Achtung, mein Leben wird reicher und voller werden.

Eifersucht

Eifersucht ist ein vielschichtiger Begriff mit unterschiedlichen Erscheinungsformen. Man kann eifersüchtig sein in bezug auf seinen Liebespartner, nicht nur auf einen Rivalen, sondern auch auf den Beruf des Partners oder seine Erfolge und Vorzüge, auf die eigenen Kinder oder die Schwiegermutter. Die Bereitschaft dazu ist immer da, wenn zwischen zwei Menschen eine Beziehung besteht und ein Dritter – wie ein Erreger – auftaucht, der diese Beziehung zu gefährden droht. Wir unterscheiden zwischen einer normalen und einer krankhaften Eifersucht. Jeder, der einem Partner Liebe entgegenbringt, reagiert empfindlich, also eifersüchtig, wenn er die Liebe des anderen mit einem Dritten oder mit etwas Drittem teilen muß. Dies ist normal. Der krankhaft Eifersüchtige betrachtet den anderen als Besitz, über den er total verfügen und den er aus allen anderen Beziehungen fernhalten und für sich reservieren kann.

Was kann ich tun? Ich weiß: Die tiefenpsychologischen Grundlagen aller Eifersucht sind fehlende innere Sicherheit und Ausgeglichenheit. Das führt zur Abhängigkeit vom Liebesobjekt. Mit der Konkurrenz treten Verlustängste und in Reaktion darauf verstärkte Besitzansprüche auf. Meine Liebesgefühle, die sich nur frei entfalten können, werden in dieser Zwangssituation unmerklich ersetzt durch Anklammerungsbedürfnisse, die mit Angst verbunden sind.

Eifersuchtsregungen sind Gefühle, die in die eigene Vergangenheit weisen: Sie führen mich auf meine Kindheit und die damals stark bestimmende Furcht vor Verlassenheit und Trennung zurück.

Die ersten Eifersuchtsregungen und Verlustängste empfand ich als Säugling gegenüber meiner Mutter. Darum weist die Wurzel meiner Eifersucht – vor allem, wenn sie krankhafte Formen annimmt – in frühkindliche Enttäuschungserlebnisse zurück.

Zurück in die Kindheit

Eifersucht

Sofern meine Eifersucht begründet ist, läßt sie sich am leichtesten überwinden, wenn ihr kein Anlaß mehr gegeben wird. Gibt es Gründe für meine Eifersucht? Wahrscheinlich nicht wirklich.

Ist Eifersucht unbegründet, kann man mit Tatsachen und Argumenten wenig erreichen. Da hilft nur eine grundsätzliche Einstellungsänderung: weg von den eigenen unlösbar fixierten Gefühlen, hin zu einer unbefangenen Sicht des anderen, die ich verbinde mit einer Selbststabilisierung. Ich sage mir: Ich liebe mich und auch den anderen. Ich weiß, wer ich bin, und ich lasse mich nicht wirklich verunsichern und aus dem Gleis werfen. Ich verstehe den anderen und seine Gefühle, denn ich kann ihm nicht alles geben, wie er auch mir nicht alles geben kann.

Wenn ich innerlich ausgeglichen und unabhängig bin, kann ich den anderen tolerieren und auch seine Außenbeziehungen akzeptieren, und muß sie nicht gleich als bedrohlich empfinden. Toleranz ist das Gegenprinzip der Eifersucht. Sie ist ein Reifungsergebnis und die Folge jener Ichstärke und Selbstsicherheit, die mit dem kindlichen Urvertrauen verwandt ist und wahrscheinlich aus ihm entspringt.

Versäumtes in der Reifeentwicklung nachholen

Ich weiß, daß ich ein Stück dieser Reifeentwicklung nachholen muß. Ich bitte meinen Partner, mir dabei zu helfen durch einen ruhigen Austausch von Motiven und Gefühlen, verbunden mit der gegenseitigen Bestätigung der Wertschätzung des anderen, aber auch der Respektierung seiner Selbständigkeit.

Ich verzichte künftig auf eine unfrei machende Anbindung des anderen. Vielmehr gebe ich den Partner völlig frei in der Hoffnung, daß er sich dann freiwillig wieder bindet. Dies macht mich nicht schwach, sondern gibt mir Selbstvertrauen und stärkt mein Selbstwertgefühl. Ich bin überzeugt von meinem eigenen Wert, aber auch vom Wert des anderen. Mit dieser Einstellung überwinde ich meine Eifersucht.

Einnässen

Einnässen ist erst dann als seelische Störung zu betrachten, wenn Kinder nach dem 4. Lebensjahr entweder bei Tag und/oder bei Nacht unwillkürlich einnässen und eine organische Ursache ausgeschlossen werden kann. Häufig sind Kinder schon trocken und werden erst zu einem späteren Zeitpunkt wieder rückfällig. Besonders nachts gelingt es ihnen nur schwer, die Blase zu kontrollieren. Jugendliche und Erwachsene leiden dann sehr stark darunter, empfinden Scham und Ekel wegen ihrer mangelnden Kontrolle.

Meist ist die Ursache der Störung in einer falschen, übertriebenen Reinlichkeitserziehung zu suchen. Viele Kinder erleiden bei der Geburt eines Geschwisters einen Rückfall. Fehler in der elterlichen Erziehung kann ich aber nicht mehr rückgängig machen. Wichtig ist also nicht, die Ursachen zu erforschen, sondern meinem Kind zu helfen, daß es trocken wird, bzw. zu wissen, wie ich als Jugendlicher oder Erwachsener diese »Unart« beseitigen kann, die mir so peinlich ist, daß ich mit keinem Menschen darüber sprechen würde.

Ursachen erforschen

Die gesunde Blase erschlafft bei Nacht und kann dadurch größere Flüssigkeitsmengen fassen. Beim Einnässer kommt die Blase nachts aber nicht zur Entspannung. Sie zieht sich schon bei kleinen Mengen zusammen, der Weckreiz wird nicht erlebt, und der willkürliche Schließmuskel wird so vom unwillkürlich arbeitenden Blasenmuskel überwunden.

Sehr oft sind es nervöse Einflüsse, die die nötige Blasenerschlaffung verhindern. Meinem Kind helfe ich am besten, indem ich ihm Verständnis entgegenbringe, ihm Trost zuspreche; schon ein Seufzer, ein unzufriedener Blick oder eine Ermahnung können die Störung verstärken. Gerade Gedanken wie »hoffentlich passiert es heute nacht nicht wieder« verhindern den entspannten Zustand vor dem Einschlafen und begünstigen ein wiederholtes Einnässen. Ich versuche ab sofort ganz bewußt,

Einnässen

Verkrampfungen lösen

vor dem Einschlafen eine gelockerte Atmosphäre zu schaffen. Ich übe mich in autogenem Training oder muskulärer Entspannung und versetze mich in eine erholsame Urlaubsstimmung. Ich muß lernen, das Einnässen nicht mehr ängstlich zu erwarten, sondern es zu ignorieren. Vorwürfe, Schuld- und Ekelgefühle müssen verschwinden, um die Verkrampfungen meines Körpers zu lösen und eine Erschlaffung meiner Blase zu ermöglichen.

Aber auch bei entspannter Blase kann es passieren, daß ich hin und wieder einnässe, weil ich durch das Signal »volle Blase – Harndrang« einfach nicht geweckt werde. Stündliches Wecken während der Nacht hat hier keinen Sinn, da es zu verschiedenen Stadien der Blasenfüllung erfolgt. Ich kann dabei nicht lernen, daß ich bei gefüllter Blase von selbst aufwache, meinen Schließmuskel zusammenziehe und zur Toilette gehe.

Training mit technischer Hilfe

Hier hat sich eine recht einfache Vorrichtung, ein Klingelapparat, als sehr erfolgreich erwiesen: Zwei dünne Metallfolien sind durch ein Tuch getrennt und bilden einen Stromkreis. Wenn das isolierende Tuch feucht wird, schließt sich der Stromkreis und setzt die Klingel in Gang. Schon der erste Tropfen Harn bewirkt also, daß ich durch die Klingel aufwache. Ich kann eine weitere Entleerung der Blase verhindern. Das Wecken wird also nicht mehr nach Zufall von außen bestimmt, sondern direkt durch meine gefüllte Blase. Ich stehe auf und gehe zur Toilette.

Mit fortschreitender Übung werde ich feststellen, daß ich durch die Koppelung Harndrang – Klingelton lerne, schon allein durch den Druck meiner Blase zu erwachen. Die Klingel, die zunächst durch einen Tropfen Flüssigkeit eingeschaltet wurde, wird schon nach 30 bis 40 Versuchen überflüssig.

Wenn ich auch während dieser Übungsperiode das feuchte Tuch immer wieder erneuern muß, so ist dies immerhin schon ein Fortschritt im Vergleich zum ständigen Lakenwechsel. Ich werde erfahren, daß ich mein Einnässen unter Kontrolle bekommen kann und nicht mehr länger durch Angst und Scham in meiner Lebensführung beeinträchtigt werde.

Einsamkeit

Millionen leben im Zeitalter der großen Massen schrecklich allein. Aus Einsamkeit entspringen Angst, Hoffnungslosigkeit und Verzweiflung. Das Leiden an der Einsamkeit wird dadurch schlimmer, daß man – statt sich daraus zu befreien – immer tiefer in die Isolation hineinfällt.

In dieser Lage mache ich mir klar: Ich bin einsam, und ich will es nicht sein! Ich brauche andere Menschen um mich herum, also will ich anfangen, sie zu suchen –, wenigstens einen. Ich warte nicht darauf, daß mich jemand entdeckt und aus meiner Einsamkeit befreit! Ich tue selbst den ersten Schritt.

Ich überlege: Ist meine Einsamkeit eine Tatsache, oder habe ich nur das Gefühl, einsam zu sein? Wann habe ich dieses Gefühl besonders? Wenn ich allein in der Wohnung bin? Wenn es draußen regnet und alles grau zu sein scheint? Habe ich vorher schon Angst vor dem Alleinsein? Dann wird es Zeit, daß ich etwas dagegen tue.

Wenn ich eigentlich ganz gern zu Hause bin, versuche ich meine Umgebung so schön zu machen wie möglich. Ein bißchen Arbeit wirkt da schon Wunder. Ich kann mein Zimmer oder meine Wohnung so verändern, daß es mir darin gefällt. Ich überlege mir, wen ich gern als Gast bei mir sehen würde. Wen kenne ich, den ich gern wiedersehen würde? Wen möchte ich kennenlernen, den ich bisher nicht kannte? Ich schreibe mir die Namen auf und bestimme einen Zeitpunkt, an dem ich sie wiedersehen möchte. Ich lade also ein. Vorher überlege ich mir, welche Schallplatte wir vielleicht zusammen hören können. Habe ich gerade ein Buch gelesen, über das ich mit jemandem meine Gedanken austauschen könnte? Ich darf vor anderen Menschen keine Angst haben, über das zu sprechen, was mir am Herzen liegt.

Natürlich sage ich zu anderen nicht vorwurfsvoll, daß ich allein bin, denn das mag niemand; aber ich frage: »Kennt ihr das

Die Atmosphäre um mich so schön wie möglich gestalten

Einsamkeit

Gefühl auch?« Das kann ein sehr fruchtbares, verbindendes Gespräch einleiten.

Oft habe ich jahrelang bei jemandem das Gefühl gehabt, er sei arrogant und wolle nichts mit mir zu tun haben, und beim ersten direkten Wort, das ich an ihn richte, merke ich, wie glücklich er es aufnimmt und daß er nie etwas gegen mich hatte. Wenn ich nur *ein* solches positives Erlebnis habe, wird es mir Mut machen, weitere herbeizuführen.

Bewegung tut gut

Habe ich verstärkt das Gefühl von Einsamkeit, wenn ich ganz allein bin, und bin ich schon so verzweifelt, daß ich gar nicht mehr das Haus verlassen mag, kaufe ich mir ein Paar Sportschuhe und zwinge mich, einen Lauf zu machen. Es muß gar keine sportliche Leistung sein, nur ein bißchen Bewegung an der Luft. Das Wetter spielt keine Rolle. Wenn der Körper sich wohl fühlt, fühlt sich auch die Seele in meinem Körper wohl. Dann dusche ich und ziehe mich so an, daß ich mir selbst gefalle. Wenn ich mir selbst gefalle, gefalle ich auch den anderen. Ich rufe jemanden an und verabrede mich zu einem Stadtbummel. Ich genieße den Weg zum Treffpunkt und sehe bewußt alle Dinge, die ich bis jetzt übersehen habe. Irgendwann werde ich mit jemandem darüber sprechen können.

Wenn ich das ein paarmal versucht habe, werde ich merken, wie einfach es ist und wieviel Freude es macht. Wenn ich nun aber Angst habe, daß ich später wieder in meinen alten Trott verfalle und leide, suche ich mir einen Kurs an der Volkshochschule. Wenn ich nicht direkt etwas lernen will, belege ich einen Malkurs, denn malen kann jeder.

Zu Menschen in Beziehung treten

So treffe ich also einmal in der Woche Menschen, die mir sehr bald vertraut sein werden, und durch diese Beschäftigung lerne ich meine Umgebung bald mit anderen Augen zu sehen. Ich kann auch in einen Verein eintreten und so Menschen finden, zu denen ich verbindlichere Beziehungen aufbaue und denen ich mich zugehörig fühle.

Erkältung

Grippezeiten sind wie ein nationaler Ausnahmezustand. Wenn die Erkältungswelle über uns hinwegrollt, sind die Wartezimmer der Ärzte mit hustenden und verschnupften Kindern und Erwachsenen überfüllt. Die Apotheken haben Hochbetrieb und eine breite Palette der verschiedensten Heilmittel vom Kamillenextrakt bis hin zum Penicillin zu bieten.

Etwa acht Stunden bis zwei Tage nach einer Virusinfektion treten Kopf-, Glieder- und Halsschmerzen auf. Dazu kommt Fieber bis zu 39 Grad Celsius und oft ein quälender Reizhusten. Sind die Flimmerhaare in den Bronchien geschädigt, kann es zu einer bakteriellen Sekundärinfektion kommen. Man hustet dann eitrigen Schleim ab.

Roten Nasen, tränenden Augen, belegten Stimmen begegnet man überall.

Jeder kennt diese Anzeichen einer Erkältung und hat Mitleid mit dem armen Kranken, dessen Zustand zwar nicht gerade besorgniserregend ist, der sich subjektiv aber doch sterbenskrank fühlt.

Es gibt auch Frühjahrs- und Sommergrippen, bei denen der Kranke noch zusätzlich mit schlapp machenden hohen Temperaturen fertig werden muß.

Seit der Entdeckung des Penicillins sterben wir nicht mehr am grippalen Infekt. Nur Risikopatienten oder alte und nicht mehr so widerstandsfähige Menschen müssen vor Komplikationen Angst haben.

Aber es gibt auch Menschen, die bei jeder Gelegenheit verschnupft sind oder eine Erkältung haben und sich mit ihr ins Bett zurückziehen, wenn der Alltag es erlaubt.

Wer erkältet ist, muß sich nicht sterbenskrank fühlen

Um niemanden anzustecken, gehe ich allen und allem aus dem Weg, strecke mich im schützenden Bett aus. Ich überlasse mich meiner Krankheit und warte, daß sich etwas klärt. Die Umwelt

Erkältung

Krankheit ist Macht

bedauert mich, ja ein stark erkältetes Kind gewinnt die volle Aufmerksamkeit der Mutter, es wird liebevoll beobachtet, beachtet und gepflegt.

Kein Wunder also, daß auch Erwachsene im Kranksein eine gewisse Genugtuung finden, sich ihrerseits aus dem Verkehr ziehen und dennoch die Gedanken der Familie besetzen.

Als Mutter erlebe ich, daß mein Kind sich mit Fieber oder Ohrenschmerzen ins Bett legt, wenn ich gerade ausgehen oder verreisen will, und ich dann zu Hause bleiben muß. Am nächsten Tag aber ist alles wie weggepustet.

Wenn ich mich bei meinem Kind durchsetzen will, wir in Streit geraten, das Kind dann krank wird, stehe ich vor dem Rätsel, ob es unkooperativ ist, weil es den Infekt schon in sich hat, oder ob der Streit das sensible Kind in die Krankheit treibt. Immer bleibe ich mit schlechtem Gewissen zurück.

Vielleicht sollte ich mir Gedanken machen über die Macht, die das Kind ausübt wie auch der kranke Erwachsene.

Werde ich dauernd krank, frage ich mich, ob das so sein muß, ob ich fahrlässig wieder ohne Kopfbedeckung im Winter oder ohne Strümpfe im kühlen Sommer ausgegangen bin oder ob ich manchmal vorschnell aufgebe beziehungsweise die »Nase voll habe«. Ich bin verschnupft, meine Stimme ist heiser, ich kann also guten Gewissens den verbalen Kontakt abbrechen und habe eine Legitimation, mich zurückzuziehen. Habe ich diese Erfahrung nicht schon gemacht?

Eine Welle der Freude hilft heilen

Ich fröstle, bin erkältet, will gerade krank werden, da bekomme ich eine interessante Einladung, die ich gerne annehmen möchte. Plötzlich fühle ich mich nicht mehr niedergeschlagen, sondern beschwingt, eine warme Welle der Freude durchflutet mich, die Krankheit ist vergessen, der Anreiz, gesund zu sein, war stärker. Es ist, als ob ich von der schattigen Straßenseite auf die sonnige überwechsle, weil ich dort Freunde gesehen habe.

Erkältung ist gleich Abkühlung. Sie steht immer für Konflikt, Auseinandersetzung, Aggression. Sehr gut kennen wir den Begriff aus der Politik. Dort ist von Abkühlung und kaltem Krieg die Rede.

Die nächste Stufe ist im zwischenmenschlichen und politischen Leben die Eskalation, es kommt zu fieberhafter Tätigkeit, dann zur Krise und zum Wendepunkt.

In der Erkältung erlebe ich das passiv mit all den genannten Stufen; danach stehe ich auf, fühle mich wie nach einem Saunagang meiner körperlichen und seelischen Schlacken entledigt, wie neu geboren mit neuem Blick und Ausblick auf die Zukunft.

Wie oft hat eine Krankheit in der Familie etwas bewirkt! Die Krankheit hat eine reinigende Wirkung. Ich habe den Schleim, der mir im Hals steckte, herausgehustet, die Nase nun nicht mehr voll, die zunehmend mich beschleichende Kälte und Erstarrung wird im Schwitzen zu Wärme gewandelt – hinterher kann ich wohltemperiert weiterleben, bis ich wieder einer sich abzeichnenden Krise auf diesem Weg aus dem Weg gehe.

Diese Erkenntnis hilft mir, die nächste Erkältung in den Griff zu bekommen. Ich kann einiges tun, um vorzubeugen. Ich ziehe mich wettergemäß an, ich gehe bei jedem Wetter hinaus. Ich ernähre mich richtig und nehme auch Vitamine zu mir. Mittel wie Pflanzenextrakt aus *Echinacea angustifolia* helfen, meine Abwehrkräfte zu steigern.

Durch Vorbeugung alles im Griff haben

In der Wohnung lüfte ich oft und stelle Feuchtigkeitszerstäuber auf, weil trockene Schleimhäute des Nasen-Rachen-Raums besonders anfällig sind. Ich stelle das Rauchen ein. Ich trinke viel, zum Beispiel heiße Milch mit Honig.

Ich heile meine Luftwege durch Inhalieren mit Kamillenaufguß oder ätherischen Ölen, weil sie eine leicht desinfizierende Wirkung haben. Ich frage mich, ob ich weiterhin der Kränkliche sein will, der dauernd auf der Nase liegt.

Erröten

Viele Menschen, besonders junge, erröten in Ausnahmesituationen, oder wenn sie sich solche vorstellen. Zumeist beschränkt sich der Blutandrang auf das Gesicht oder angrenzende Partien des Kopfes, den Hals, aber selten tiefer

als bis zur Brust. Schon die bloße Vorstellung genügt, Erröten herbeizuführen. Es wird als peinlich und unangenehm empfunden. Menschen, die häufig darunter leiden, können in panische Angst geraten und Situationen vermeiden, in denen sie zu erröten fürchten, bis sie sich schließlich ganz zurückziehen und abkapseln.

Das Erröten beziehungsweise der zugrundeliegende Blutandrang beruht auf der erhöhten Aufmerksamkeit, die das Gegenüber gerade dem Gesicht widmet. Da dessen Träger dies weiß, fühlt er sich bloß und ausgesetzt. Weil er aber sein Gesicht nicht verbergen kann, entsteht ein spannungsvoller Überdruck. Dieser wird durch gesteigerte eigene Aufmerksamkeit auf den offenliegenden Hauptbereich des Gesichts noch erhöht.

Es kommt darauf an, diesen Zirkel zu durchbrechen. Eine Möglichkeit dazu ist, das, was ich befürchte, bewußt herbeizuführen. Ich sage mir also: Ich will erröten! Auf diese Weise fällt die Gegenwehr gegen die automatische Körperreaktion fort. Gefäß- und Nervensystem werden entkrampft, und meistens tritt das, was ich mir hiermit zum Ziel gesetzt habe, nämlich zu erröten, dann gar nicht mehr ein. Wichtig ist aber, dieses Ziel ernst zu nehmen und es wirklich zu wollen. Falls das nicht möglich ist, gibt es Ablenkungstechniken: Statt meine Aufmerksamkeit auf das eigene Gesicht oder die Augen des anderen zu richten, der mein Gesicht anschauen könnte, schaue ich etwa seine Hände oder seine Krawatte an und achte darauf, ob ich nicht irgendeine Besonderheit, etwa einen Fleck, finde. Dann richte ich alle Aufmerksamkeit auf diesen Fleck und drehe sozusagen den Spieß um.

Auch andere auf Dinge oder Menschen gerichtete Aufmerksamkeitskonzentration kann von dem Problem entlasten. Ich engagiere mich zum Beispiel sehr für das Thema, das gerade besprochen wird. So komme ich über meine Sorge hinweg, und falls ich errötet bin, läßt das Erröten automatisch nach. Es gerät in Vergessenheit und schwindet dadurch, und indem es schwindet, gerät es in Vergessenheit.

Auf andere achten

Es mag sein, daß ich hier und da trotzdem noch erröte, aber ich weiß jetzt, daß es nicht zwanghaft ist, und ich lasse mich nicht in die Sackgasse treiben, in der ich nur noch röter und röter werde, bis ich die Farbe einer Tomate habe. Ich weiß vielmehr, daß es von selbst vergeht, wenn ich es nicht durch meine Aufmerksamkeit nähre. Ich weiß, daß mir andere Dinge und Menschen wichtiger sind und meine Aufmerksamkeit erfordern. Wenn ich erröte, ist es nicht schlimm. So wird es mir gleichgültig, und je gleichgültiger es mir wird (wie es ja auch den anderen ziemlich gleichgültig ist), um so eher werde ich davon frei. Andere haben wirklich nicht die Aufmerksamkeit einzig und allein auf mein Gesicht oder meinen Hals gelenkt, wie ich bisher vermutet habe. Vielleicht finden sie übrigens ein sanftes Erröten reizvoll als Ausdruck von Gefühlsechtheit und Ehrlichkeit. Gar nicht rot zu werden, ist vielmehr ein Zeichen der Unfähigkeit, überhaupt etwas zu empfinden.

Weniger Aufmerksamkeit auf sich lenken, gelassen sein

Freß-Brech-Sucht

Die Patientinnen, es handelt sich fast ausschließlich um gebildete junge Frauen mit Normal- bzw. dem früher so genannten Idealgewicht, schlingen bei einer Bulimieattacke (griechisch: Heißhunger) große Mengen kalorienreicher Nahrung hinunter. Nach Beendigung dieser Tätigkeit, die mit Genuß nichts zu tun hat, stecken sie sich den Finger in den Hals und erbrechen das Hinuntergeschlungene wieder.

So wird das Essen, aber auch das Fasten zur Sucht, bis sie in regelmäßgen Abständen den Brechvorgang herbeiführen müssen.

Wie hat das alles angefangen? Habe ich am Anfang wirklich noch geglaubt, das Ei des Kolumbus gefunden zu haben, indem ich erbreche, dennoch meine Süßigkeiten in mich hineinstopfen und gleichzeitig meine heimliche Esserei mit anschließendem Erbrechen vor der Welt verstecken kann, weil ich mein Gewicht halte und der Öffentlichkeit und der Familie ein Idealgewicht vorführe? Oder habe ich parallel zu dieser »klugen« Tätigkeit schon geahnt, daß ich psychisch krank bin und meine Ängste nichts mit meinem Gewicht zu tun haben, sondern sehr viel tiefer verankert sind? Meine Heilung kann nur damit beginnen, daß ich der Wahrheit ins Auge sehe: Ich bin krank, ich leide an einer schrecklichen Sucht und werde meine Gesundheit ruinieren. Meine seelische Gesundheit habe ich bereits verspielt, und es wird höchste Zeit, meine Ängste da anzupacken, wo sie sitzen. Ich habe nicht nur ein gestörtes *body image,* eine verzerrte Wahrnehmung des eigenen Körpers, sondern ich bin depressiv und hasse mich selbst.

Der Wahrheit ins Auge sehen

Das quält mich um so mehr, als ich weiß, daß ich intellektuell überdurchschnittlich rege bin. Jetzt aber argumentiere ich unentwegt nur gegen mich selbst, als wäre ich mein schlimmster Feind.

Alle normalen Lebensfreuden, alle Genüsse opfere ich meiner grauenhaften, selbstzerstörerischen Krankheit. Ich bin nicht einmal etwas Besonderes in dieser Hinsicht, so sehr ich es zu verheimlichen versuche. Denn erfahren soll es niemand!

Dabei wäre es meine Rettung und Erlösung, wenn meine Angehörigen mir auf die Schliche kämen, bevor ich noch tiefer in diese später zwanghaften Praktiken abgleite.

Ich will meinen Intellekt jetzt aufs Leben richten, um zu überleben. Ich habe Angst und verfalle in die Babystufe, versuche Angst durch Nahrungsaufnahme zu besänftigen. Je mehr Angst ich habe, desto mehr fresse ich in mich hinein. Aber die Angst bleibt. In Panik führe ich das Erbrechen herbei.

Ich bin ein besonders ordnungsliebender, penibler Mensch, fordere mir auch in der Schule oder während des Studiums das letzte ab. Ich bin nie zufrieden, zumindest nie zufrieden mit mir. Ich bin einsam und werde immer einsamer, je mehr ich mich mit meinem Körperbild von mir aus der Welt zurückziehe.

Sich anderen anvertrauen

Wenn ich die Kraft habe, will ich mich meinen Eltern, Freunden oder einem Arzt anvertrauen und entdecken, sonst liegt ein jahrzehntelanger Leidensweg vor mir.

Ich kann keine Liebe annehmen, weil ich ein starkes Minderwertigkeitsgefühl habe.

Meine Sucht ist nur ein scheinbarer Ausweg aus den Problemen unserer Zeit, wie Drogen, Alkohol oder Schlafmittel. Wenn ich weiterhin erbreche, wird mein Zahnschmelz durch die Magensäure angegriffen, Äderchen auf den Wangen platzen, meine Augenpartie ist aufgedunsen, meine Finger kribbeln, und meine Mundwinkel zucken. Mein Selbsthaß wird mich immer stärker umklammern.

Um gesund zu werden, muß ich meine um mein Körpergewicht kreisenden Gedanken davon losreißen und sie auf etwas anderes lenken.

Wie kann ich vorgehen? Ich will mich nicht überschätzen! Wenn ich der Bulimie noch nicht vollkommen nachgebe, kann ich aufhören, das Erbrechen selbst herbeizuführen, werde daraufhin nicht solche Wahnsinnsmengen von Süßigkeiten in mich hineinstopfen und gesunden.

Wenn ich aber schon längere Zeit diesem Zwang unterliege, will ich mir nichts vormachen. Allein werde ich den Kreis von Fressen, Erbrechen, Depressionen und Selbsthaß nicht durchbrechen können.

In einer Psychotherapie läge die Chance, mein Leben zu normalisieren. Ich muß wie ein Kranker wieder lernen, zu essen und die Nahrung im Körper zu behalten.

Man wird mir helfen, Essen und Fasten abzukoppeln vom Gefühl des Versagens, der Minderwertigkeit, der Schuldgefühle und Verbote, die bei mir vom Essen beziehungsweise vom heimlichen Fressen nicht zu trennen sind.

Abkoppeln vom Gefühl des Versagens

Ich vertraue darauf, daß mit einer Normalisierung meines Eßverhaltens die Depressionen, meine Unruhe und auch meine Schlaflosigkeit verschwinden. Ich muß lernen, meine Angst vor Gewichtszunahme zu verlieren, die der Auslöser, nicht aber der Grund für meine Krankheit war.

Ich will mir auf keinen Fall weiterhin vorlügen, ich hätte Willenskontrolle über mein Eßverhalten, eben weil ich doch wissentlich erbreche. Das ist ein trügerischer, falscher Schluß.

Ich will mich dazu erziehen, nicht mehr wahllos alles durcheinander zu essen, sondern meine Geschmacksnerven am Eßvorgang beteiligen. Ich muß lernen, mich selber zu lieben, damit ich andere lieben kann und wieder fähig bin zu erkennen, wo mir Liebe entgegengebracht wird.

Frigidität

Im allgemeinen versteht man unter Frigidität das Fehlen oder Ausbleiben sexueller Empfindungen oder des Wunsches nach sexueller Betätigung, im besonderen mangelndes Lustempfinden beim Geschlechtsverkehr und Unfähigkeit zum Orgasmus. Bei den meisten Frauen, die unter Frigidität leiden, entwickelt sich diese Haltung aus Protest gegen sexuelle Praktiken des Mannes, der nur »harten Sex« will und nicht auf ihre Bedürfnisse nach Harmonie eingeht. Sie empfinden Zärtlichkeit nur noch als Mittel zum Zweck. Sie wehren sich gegen die Annäherungsversuche des Partners oder geben diesen aus ehelicher Verpflichtung nach, ohne selbst Gefühle der Lust zu empfinden.

Ein klärendes Gespräch führen, sich nicht überfordert fühlen

Um dieses gestörte Sexualempfinden, die Angst und Hemmung vor jeglicher Berührung wieder abbauen zu können, ist es unbedingt nötig, ein klärendes Gespräch zu führen. Auch wenn das Thema Sexualität bisher ein Tabu war, muß ich mich dazu überwinden. Ich wähle hierfür eine möglichst ruhige Stunde und äußere meine Gefühle offen und ehrlich, ohne meinem Partner Vorwürfe zu machen: »Ich fühle mich von deinen sexuellen Bedürfnissen überfordert. Mein Wunsch nach Zärtlichkeit wurde von dir meist zum Anlaß für sexuellen Kontakt genommen. Ich habe mich deshalb immer mehr zurückgezogen. Ich kann bei deinen Berührungen kaum mehr etwas empfinden, weil ich ständig denke, daß du nur sexuelle Befriedigung suchst ... «

Im Gespräch werden unsere unterschiedlichen Vorstellungen aufgedeckt. Nur mit der Bereitschaft meines Partners zu geduldiger und einfühlsamer Mitarbeit wird es mir wieder möglich sein, körperliche Berührung ohne Verkrampfung zu genießen. Ich einige mich mit ihm, in nächster Zeit auf sexuellen Verkehr zu verzichten, da mich der Gedanke daran nur belasten würde. Durch diese Aussprache werde ich ein Gefühl des Verstandenwerdens bekommen; ich brauche mich nicht mehr zu verstellen und vor unerwünschten Erwartungen meines Partners zu fürchten.

Ich versuche möglichst oft, zu Hause eine Atmosphäre zu schaffen, die mich zärtlich und gefühlvoll stimmt, zu Körpernähe und Zärtlichkeitsaustausch stimuliert. Ich kann mit meinem Mann Musik hören oder einfach dasitzen und das Gefühl der Ruhe und Harmonie, der inneren Entspannung genießen. Ich versuche, mit ihm möglichst lange Blickkontakt zu halten, und achte darauf, was sich dabei in meinem Körper abspielt. Falls ich den Wunsch verspüre, gestreichelt zu werden, versuche ich, dies meinem Partner mitzuteilen.

Sich dem Partner mitteilen

Ich lasse mich von ihm körperlich verwöhnen, am Kopf, an den Schultern streicheln, am Rücken kraulen und massieren und konzentriere mich nur auf mich selbst. Ich führe seine Hand an die Körperstellen, an denen ich seine Berührung besonders intensiv empfinde. Auf diese Weise lernt er meinen Körper kennen und erfährt, wie und wo er mich besonders gut stimulieren kann.

Schritt für Schritt versuche ich, alle Sinne zu verfeinern, die mein Zärtlichkeitsempfinden und meine Lust steigern: das Schmecken eines Kusses, das Riechen seines Körpergeruchs, Hören, Sehen und Tasten. Ich werde immer häufiger seine Berührungen suchen und mich nicht mehr als »Lustspendeautomat« fühlen. Ich versuche auch umgekehrt, meinen Partner durch zärtliche Berührungen zu stimulieren. Ich tue alles, was mir Spaß macht. Ich entdecke seinen Körper und lerne alles kennen, was er als angenehm empfindet.

Die Sinne verfeinern

Durch diese Zärtlichkeitsspiele werden wir beide mit der Zeit immer freier werden und ohne Hemmungen alle Wünsche äußern können. Berühren und Berührtwerden empfinde ich immer mehr als angenehm und wünschenswert. Ohne Druck werden sich nun auch meine sexuellen Bedürfnisse ganz von selbst

Wünsche offen äußern

einstellen. Ich werde auch hier keine Hemmungen mehr verspüren, meine Wünsche offen zu äußern. Durch langsames gegenseitiges Erproben, durch Phantasie und sexuelle Spielereien wird es uns beiden nun gelingen, Befriedigung zu erlangen.

Gallenkoliken

Gallenkoliken gehören zu den funktionellen Oberbauchbeschwerden.

15 Prozent aller Erwachsenen haben im Laufe ihres Lebens Beschwerden, die durch gestörte Gallenfunktion ausgelöst sind – dreimal mehr Frauen als Männer, vorwiegend Mütter mit Kindern.

Wenn die aus Gallenfarbstoff, Cholesterin und kohlensaurem Kalk gebildeten Gallensteine in Bewegung kommen, wenn sie durch den Ausführungsgang der Gallenblase in den Darm getrieben werden sollen, kommt es zu einem anhaltenden, unerträglichen Schmerz, als ob eine Faust sich durch das Brustbein drückt und am Rücken zwischen den Schulterblättern heraus will. Der Kranke hat dann weder im Liegen noch im Sitzen oder Stehen auch nur momentane Erleichterung. Er windet sich hilflos wie um eine starre Achse.

Viele Menschen haben Gallensteine, wissen es aber gar nicht, weil sie nie oder nur einmal eine Gallenkolik hatten. Manchmal wissen sie nicht, was den Schmerz auslöste.

Oft entkrampft sich die Muskulatur der Gallenblase nach einer Stunde, es kann aber auch zu stundenlangem Dauerschmerz kommen. Wenn die Koliken wiederholt auftreten, spielt die Angst davor eine zusätzliche Rolle.

Ich registriere beim zweiten oder dritten Mal ängstlich die vorauslaufenden Symptome. Es baut sich zunächst ein Druck auf, den ich mit Trinken großer Mengen Wassers oder Tees zu lösen suche. Oft hilft das auch.

Ich spüre, daß Wärme mir guttun würde, presse mir ein feuchtes, warmes Tuch auf das Brustbein, lege mich ins Bett und hoffe.

Wärme tut gut

Gebannt achte ich auf das Sichverstärken, und unglücklich und hilflos erwarte ich die nächste Kolik.

Dieses Unheil erwartende, hilflose Sichergeben ist typisch für meine Persönlichkeit, die jetzt endlich einen Ausdruck in »ihrer« Krankheit gefunden hat.

Ich liege da und zähle auf, was alles ich wieder gegessen und getrunken habe, worauf ich hätte verzichten müssen. Immer suche ich die Schuld bei mir, ja ich schäme mich noch, daß ich der Familie mit meinem Versagen einen Anlaß zur Besorgnis gebe.

Das bin ich: Ich schlucke hinunter und lasse meine Wut nicht heraus. Ich bin stolz, immer allein fertig zu werden.

Ich ärgere mich oft zu Recht, ohne mich richtig ärgern zu können. Es bleibt immer irgendwo in mir stecken. Statt zu platzen und etwas zu fordern – sei es Verständnis, Hilfe, Fürsorge –, harmonisiere ich, integriere mich in die Familienstruktur, empfinde mich als Mittelpunkt, als Uhrwerk, das zu funktionieren hat, damit die Zeiger richtig gehen. Die Zeiger zeigen nach außen; wenn ich »Gift und Galle spucken« könnte, käme es zu einer Explosion, durch die das harmonische Bild vom Leben zersprengt würde. Das lasse ich nicht zu.

So entwickle ich früher oder später Koliken, durch die mit großer Ehrlichkeit ausgedrückt wird, wie mein Leben aussieht.

Wie ein Schmetterling, von einer Nadel aufgespießt, nicht mehr bewegungsfähig in die Sammlung eines Schmetterlingsjägers eingeht, so bin ich bewegungslos durch diesen Schmerz, der mein Zentrum wie ein Pfahl durchbohrt. Wenn ich aber dieses Bild einmal fundamental begriffen habe und mich entscheide, nicht in einer Sammlung toter Gegenstände zu landen, gibt es für mich sehr wohl einen Ausweg aus dieser Lage.

Im akuten Anfall gehe ich behutsam mit mir um, entspanne mich, trinke Kamillentee, lege eine warme Kompresse auf und mache autogenes Training. Das heißt, ich autosuggeriere mir: »Ich bin ganz ruhig, meine Glieder werden warm und schwer.« Gelingt mir diese Suggestion, läßt der Schmerz von mir ab, da

Entspannung durch autogenes Training

er in einem schwer und warm ruhenden Körper nichts zu suchen hat. Der Erfolg kann schon nach 20 bis 30 Minuten eintreten und gibt mir das beglückende Gefühl von Einssein von Körper und Seele.

So kann ich nach kurzer Zeit völlig beschwerdefrei von meinem Lager aufstehen, vorausgesetzt, ich habe es geschafft, mich meiner Familie für eine totale Ruhepause mit mir selbst zu entziehen und alle noch so wichtig erscheinenden Pflichten weit von mir zu schieben.

Ruhe suchen

Was aber danach? Wird es nicht wiederkommen?

Nein, das muß es nicht zwangsläufig. Meine ständige Gereiztheit muß jetzt einen Namen finden, damit ich der lauernden Gefahr in mir aus eigener Kraft entkomme.

Mit Mut und Ehrlichkeit mache ich Bestandsaufnahme. Ich zerreiße den harmonisierenden Schleier, der über meinem Leben und den Interaktionen in meiner Familie liegt und an dem ich noch krampfhaft versucht habe, Verzierungen anzubringen, auf daß er »schön« zudecke, was nicht zugedeckt werden sollte.

Ich will mein Ego, mein Zentrum nicht noch einmal diesem übermächtigen Schmerz freiwillig darbieten, sondern meinen Ärger ausleben, meine Enttäuschungen in Worte fassen, mich zur Wut über meinen Partner oder die Kinder bekennen, ja mein »nobles« Selbstbild selbst zerstören.

Ich habe meine vitalen Lebensinteressen einem selbstgezüchteten Trugbild untergeordnet.

Wofür?

Den Kampf mit sich nie aufgeben

Ich gebe den Kampf mit mir auf. Meinen Gallefluß will ich real durch bittere Tees, ideell durch die bittere Pille unterstützen, die ich verabreiche, statt sie dauernd selbst zu schlucken.

Wer mich auf mein nobles Wesen festlegen will, ist nicht mein Freund, ich setze mich gegen ihn durch.

Die Gallensteine sind nur der Auslöser, nicht aber der Anlaß für meinen Schmerz.

Wenn ich das verstanden habe, brauche ich selbst bei festgestellten Gallensteinen keine Angst mehr vor Essen und Trinken zu haben.

Geltungssucht

Jeder möchte von anderen anerkannt und beachtet werden. Er möchte jemand sein und etwas gelten. Ein gesundes Geltungsbedürfnis entwickelt sich dann zur Geltungssucht, wenn es in der frühen Kindheit durch Nichtbeachtung und Zurücksetzung unbefriedigt blieb. Der Geltungssüchtige muß sich immer in den Vordergrund spielen, um Beachtung und Bewunderung werben und buhlen. Er will auffallen und im Mittelpunkt stehen. Dies führt zu Konflikten, weil der suchtartige Drang, sich aufzuspielen, in Konflikt mit dem normalen Bedürfnis anderer nach Beachtung gerät. Geltungssucht führt zu Isolation und zur genau entgegengesetzten Wirkung, nämlich Nichtbeachtung und Herabsetzung. Darunter leiden die extrem Geltungsbedürftigen besonders, verstärken ihre Anstrengungen und werden noch mehr zurückgesetzt.

Wenn ich unter durchschnittlicher Beachtung, also dem Wechsel von Aufmerksamkeit und Nichtbeachtung durch andere leide, prüfe ich mich, ob ich nicht geltungssüchtig bin. Freue ich mich, oder ist es mir gar ein Bedürfnis, bei Gesellschaften im Mittelpunkt zu stehen? Drehe ich auf, wenn andere dabei sind, erzähle Geschichten und Witze, erfinde vielleicht sogar Begebenheiten, nur um anderen zu imponieren? Halten mich andere für einen Angeber, und lassen sie es mich auch gelegentlich spüren? Dann bin ich wahrscheinlich mehr als normal geltungsbedürftig und sollte etwas dagegen tun.

Ich mache mir klar, daß ich so viel Beachtung, wie ich mir erträume, doch niemals bekommen werde. Jeder möchte Beachtung finden und ist nur in einem gewissen Maß bereit, sie zu geben. Gestörte Menschen wollen mehr Beachtung, als andere geben wollen, und ebenfalls nur Gestörte geben mehr, als sie haben wollen. Möchte ich mich mit gestörten Menschen umgeben, die mich vielleicht rückhaltlos bewundern und meinem Gel-

Wie Geltungssucht festzustellen ist

tungstrieb Nahrung verschaffen? Möchte ich alle »normalen« Menschen vergraulen durch ständige Aufschneiderei und immer neues In-den-Vordergrund-spielen?

Was kann ich tun, um diese Neigung zu überwinden? Die Besserung beginnt mit dem Eingeständnis: Ich bin süchtig.

Zugleich mache ich mir klar, daß ich von anderen etwas verlange, das ich mir selbst erarbeiten muß. Meine heutige Mitwelt kann nicht Schäden meiner früheren Kindheit kompensieren. Auch die, die sie mir eventuell zugefügt haben, werden dies nicht tun. Ich muß es selbst in die Hand nehmen.

Ich frage mich, was ich mir selbst wert bin, und bestätige es mir. Dann habe ich die ständig neue Bestätigung durch andere gar nicht nötig. Ich weiß, wer ich bin, was ich kann, kenne aber auch meine Grenzen und lasse sie mir von anderen getrost zuweisen. In bescheidenen Grenzen lebt es sich angenehmer als in grenzenlosen Räumen, die ich nicht ausfüllen kann. Der Angeber muß ständig in Betrieb sein, um seinen überzogenen Selbstanspruch auszufüllen und zu beweisen, daß er so großartig ist, wie er tut. Ich habe das nicht nötig, sondern bin der, der ich bin. Wer mich nicht so mag, soll es lassen. Wer mich auch so beachtet, ist mir mehr wert, als Schmeichler und Höflinge es sein können.

Ich bin der, der ich bin

Ich mache die Erfahrung, daß ich solidere Beziehungen zu Menschen habe, wenn ich auf Ansprüche in bezug auf meine Person verzichte. Ich kann mich sachlich mit ihnen austauschen und spüre die Achtung, die ich brauche, in diesem Austausch. Ich bin nicht ständig auf persönliche Bestätigung angewiesen.

Andere mehr anerkennen als sich

Ich gehe noch einen Schritt weiter und drehe den Spieß einmal um: Ich erkenne andere mehr an als mich. Ich bezeuge ihnen, ohne dabei zu übertreiben, meine Achtung und Bewunderung. Ich lobe Leistungen, Aussehen, Witz, Pünktlichkeit, Erfolge, ohne zu erwarten, daß mir gleiches zuteil wird. Ich riskiere es, einmal zu geben, ohne gleich dafür nehmen zu müssen. Dadurch werde ich sicherer und brauche nicht immer Angst um meine Person und mein Renommee zu haben. Außerdem werde ich bald spüren, daß ich beliebter werde und der Umgang mit mir geschätzter wird. Ich mache eine ganz neue Erfahrung: Wer mehr gibt, bekommt mehr als der, der halten und behalten will.

Meine Person, ihre Achtung, Einschätzung, Anerkennung wird mir mit der Zeit gleichgültig. Ich habe freie Energien, um mich auf interessante Dinge, Themen, Sachgebiete zu konzentrieren. Ich halte den Blick offen für Menschen und genieße es, mit ihnen in Austausch zu treten. Was dabei herauskommt und ob ich dabei gut herauskomme, ist mir gleich. Ich bin frei von mir und spüre plötzlich, wie stark, sicher und froh ich bin.

Hämorrhoiden

Hämorrhoiden sind krampfadrige Erweiterungen der Venengeflechte in der Rektum-Analregion. Sie jucken, schmerzen und beeinträchtigen die Stuhlentleerung erheblich.

Man unterscheidet zwischen äußeren Hämorrhoiden, die knotenförmig außerhalb des Afters hervorspringen, inneren, die innerhalb des Afters an der Grenze zwischen Schleimhaut und Haut entstehen, und Schleimhämorrhoiden, die zeitweise bluten.

Gewöhnlich sind sie chronisch entzündlich, müssen also gepflegt werden.

Wie entstehen Hämorrhoiden? Ich weiß, daß der letzte Teil des Darmtraktes, der Dickdarm, in folgende Abschnitte unterteilt wird: Caecum (Blinddarm), Kolon (Grimmdarm), Rektum (Mast- oder Enddarm).

Das Rektum, der letzte Dickdarmabschnitt, ist 15 bis 20 cm lang und endet am Anus (After) mit einem inneren und einem äußeren Schließmuskel.

Hämorrhoiden entstehen durch Stauungen in den Mastdarmvenen, die dadurch erweitert werden und sich ausstülpen. Nun sind sie einem dauernden Reiz ausgesetzt und entzünden sich leicht. Daß diese Stauungen am After wie auch andere Krampfadern durch eine sitzende Arbeitsweise begünstigt werden,

Wie diese Krankheit entsteht

Hämorrhoiden

leuchtet ein. Verstopfung, Leberleiden oder auch eine Schwangerschaft begünstigen die Entstehung ebenso wie Übergewicht und Bewegungsmangel.

Ich sehe also, daß Hämorrhoiden das Resultat meiner Lebensweise sein können, und erkenne, daß ich hier etwas ändern kann und muß, wenn ich nicht weiterhin darunter leiden will.

Warum ist mein Stuhl zu hart, was die Entstehung nicht nur begünstigt, sondern der wichtigste Faktor bei der Entstehung ist?

Unsere moderne Ernährung ist, wie ich weiß, arm an Ballaststoffen, den Pflanzenfasern, die im Vollkornbrot noch enthalten sind, im Weißbrot aber nicht mehr.

Die Bewegungen der Dickdarmwand kneten den Darminhalt durch und transportieren ihn weiter.

Natürliche Kost und genügend Flüssigkeitszufuhr von einem bis eineinhalb Litern pro Tag ermöglichen diese Arbeit problemlos, weil die Faserstoffe die Flüssigkeit binden und es zu einem Quelleffekt kommt. So können keine harten Kotstühle entstehen, die nur durch starkes Pressen abgegeben werden können, wodurch Verletzungen und schließlich Hämorrhoiden entstehen.

In diese Risse können Bakterien eindringen, wodurch es zu Ekzemen im Afterbereich und Mastdarmentzündungen kommt.

Hämorrhoiden entstehen nicht nur am Ende des Darmtraktes, sie entstehen fast zwangsläufig am Ende einer Kette falschen Verhaltens. Habe ich jahrelang ballastarme Nahrung zu mir genommen, wird der Muskelschlauch im Enddarm spröde und verengt sich.

Hilfreich etwas dagegen tun

Ich weiß also, daß es nicht ausreicht, mit heilenden Salben und Zäpfchen die schlimmsten Schmerzen zu lindern, sondern daß ich versuchen muß, viel eher in den Verdauungsvorgang hilfreich einzugreifen.

Ein gutes Mittel, den Stuhl weich zu machen, ist *Paraffinum liquidum,* nicht aber Abführmittel, die die Schleimhaut im Enddarm schädigen und den normalen Darmentleerungsreflex stören.

Bei längerem Gebrauch von Gleitmitteln können die Vitamine A, D und E allerdings nicht genügend resorbiert werden.

Ich sehe also, daß es am besten ist, mit natürlicher Kost und ausreichender Bewegung dafür zu sorgen, daß Abführmittel, Gleit- und Quellmitteleinnahme überhaupt unnötig werden.

Rohes Gemüse, Salat, Äpfel, Pflaumen, Zitrusfrüchte, Vollkornbrot, Milch und Mineralwasser will ich in meinem Speiseplan nicht mehr vergessen.

Wenn ich meiner Darmentleerung in meinem gestreßten, ausgefüllten Leben auch keine Gedanken widmen will, jetzt muß ich mich darum kümmern, weil ich merke, daß ich etwas falsch gemacht habe. Ich will also versuchen, von jetzt an spazierenzugehen oder mich im Haus zu bewegen, statt nach Tätigkeit auf dem Bürostuhl abends die »wohlverdiente Ruhe« im Sessel vor dem Fernseher zu genießen.

Bald werde ich an der Bewegung Spaß finden, wenn ich mich erst einmal daran gewöhnt habe, das Gefühl, gut durchblutet zu sein, Sauerstoff aufgenommen zu haben, mich frisch zu fühlen, der Ruhe im Sitzen vorzuziehen.

Ich will also nicht weiterhin auf meinem Gesäß verharren, sondern den Wechsel schätzen lernen. Im akuten Stadium gehören Hämorrhoiden in ärztliche Behandlung. Es kann sich auch eine andere Krankheit dahinter verbergen. Im akuten Stadium will ich die Analregion mit lauwarmem Wasser waschen und pflegen, mit weichem Papier gut trocken tupfen, adstringierende und heilende Salben und Zäpfchen verwenden. Bei starken Schmerzen nehme ich sogar Zäpfchen mit einem Lokalanästhetikum. Wenn die schlimmste Zeit vorüber ist, will ich mich aber auf das besinnen, was mich von meinen Hämorrhoiden befreien kann: eine neue Lebenseinstellung und Lebensweise.

Richtige, gesunde Ernährung ersetzt verdauungsfördernde Medikamente

Freude durch körperliche Aktivität

Hautausschlag

Trockene und schuppende Hautstellen, die besonders nachts so stark jucken, als ob Ameisen über die Stellen in den Ellenbeugen, Kniekehlen, der Innenseite der Oberschenkel, am Hals, den Wangen liefen, machen vielen Men-

Hautausschlag

schen das Leben zur Hölle. Sie leiden unter einem chronischen Ekzem, auch atopisches Ekzem genannt, was soviel heißt wie »fremdartig«. Schwitzen und der Besuch eines Schwimmbads kann die Krankheit verschlimmern, wogegen Sonnenbaden hilft. Die Krankheit tritt in Schüben auf und bedarf dauernder Beobachtung und Hautpflege, besonders beim Säugling und Kleinkind.

Ich lebe schon lange mit dieser Hautkrankheit rätselhaften Ursprungs. Ich habe alles versucht, sie in erträglichen Maßen zu halten, morgens dusche ich kalt, fette die Haut ein, nehme in der Woche ein bis zwei Ölbäder, damit die Schuppen der trockenen Haut sich nicht aufstellen und bei der Berührung etwa mit Wolle noch stärker reagieren. Meine Haut hat ihre natürliche Schutzfunktion verloren.

Die Haut wirkungsvoll schützen

Ich versuche sie also nicht zusätzlich zu reizen. Ich bevorzuge Baumwollunterwäsche, möglichst von der langfasrigen, glatten Qualität, um die kühlende, beruhigende Wirkung zu fühlen. Ich vermeide körperliche Anstrengungen bei schwülem Wetter. Ich vermeide es, mit Hausstaub in Berührung zu kommen. Ich muß so vieles vermeiden, daß ich gar kein normales Leben führen kann. Meine einzige Hoffnung ist, daß dieses Ekzem, statistisch gesehen, Anfang dreißig bei den meisten für immer verschwindet. Darauf verlasse ich mich.

Mein Ekzem heißt Neurodermitis, was sich aus *Neuron* (Nervenzelle) und *Derma* (Haut) zusammensetzt. Sie wird zu den allergischen Krankheiten gerechnet. Der Name signalisiert mir einen Zusammenhang zu meiner Nervenbeschaffenheit. Aber natürlich rege ich mich über den quälenden Juckreiz auf, so daß es schwierig für mich ist zu erkennen, ob nun meine nervöse Grundhaltung die Ursache für den Krankheitsausbruch war und ist oder ob die Krankheit mich nervös und ärgerlich macht.

Warum reagiert meine Haut auf banale Reize wie Berührung mit Juckreiz? Beobachte ich mich und meine Hautreaktion zu stark? Die Antwort ist sehr schwierig. Ich weiß, was mir guttut und was ich vermeiden muß, und komme so einigermaßen über die Runden. Ich will also weiterhin die Salben, Tinkturen und Bäder, die mir guttun, anwenden und meiner Haut die angemessene Pflege zukommen lassen. Sie dankt es mir, gibt mir zumindest vorübergehend Ruhe und läßt mich dann zufriedener leben. Darüber hinaus aber lerne ich, daß meine Haut entwicklungsgeschichtlich aus demselben Keimblatt entsteht wie mein Nervensystem, das Gehirn und die Augen. Meine Haut ist ein sensibles und kompliziertes Organ.

Meine Haut reagiert für alle sichtbar auf seelische Einflüsse. Wenn mich etwas bewegt, positiv oder negativ anrührt, erröte ich. Diese seelische Reaktion kann ich gar nicht unterdrücken. Meine Haut spricht. In Angst erblasse ich, ich werde grün vor Neid, rot vor Wut oder ärgere mich schwarz, was zum Glück nicht sichtbar ist. Aus gutem Grund ist unsere Sprache voller Andeutungen auf das aussagekräftige Organ Haut.

Meine Haut ist Kontaktorgan zu Menschen, die mir lieb sind, und Menschen, die mir unlieb sind. Meine Haut kann blühend aussehen, einladend, berührwillig, anziehend; meine Haut kann sich aber auch verweigern, alle möglichen abstoßenden Effloreszenzen, »Hautblüte«, hervorbringen, die signalisieren: Halte dich fern, komm mir nicht zu nahe. Warum ist das so? Meine Haut spricht zu mir, sagt mir etwa, daß sie zu starke Sonnenbestrahlung, zu häufige Medikamenteneinnahme, falsche Ernährung nicht duldet und mit Ausschlag antwortet. Ich muß die Sprache meiner Haut verstehen wollen.

Wenn ich durch zuviel Waschen den Wasser-, Fett- und Säuremantel der Haut verletze, kann sie sich allein nicht mehr gegen Pilze und Bakterien schützen. Ich muß das richtige Maß finden zwischen Sorge für und Sorglosigkeit um meine Haut.

Es ist sehr schwirig, aber ich will versuchen, die Haut nicht nur als äußere Schicht, die von außen ernährt wird, zu betrachten, sondern als Abschluß des gesamten somatischen (körperlichen) und psychischen (seelischen) Geschehens in mir.

Ich will meine Haut lieben, und ich will mich selber lieben, mich nicht mehr fatalistisch mit der kranken Haut identifizieren, sondern ihr zutrauen, gesund zu werden. Dazu sollen mir auch

Die Haut „spricht" zu uns

die Mittel recht sein, die ich bis jetzt nicht habe erproben wollen. Ich will eine psychotherapeutische Beratung als hilfreiche Möglichkeit benutzen, mich selber mit meinen Ängsten besser zu verstehen.

Wenn mein Hautarzt mir Fragen stellt, die ich als unzulässig empfinde, und dabei plötzlicher Juckreiz auftritt, will ich das als Zeichen nehmen, daß seine Fragen mich über die Maßen erschreckt haben. Nur meine Offenheit mir selbst und ihm gegenüber kann unser beider Arbeit zu meiner Heilung sinnvoll und erfolgreich werden lassen.

Ich will den Zusammenhang meiner Schübe von Hautausschlag mit meiner jeweiligen Lebenssituation nicht mehr verdrängen, sondern mutig betrachten.

Nur Offenheit führt zu Heilung

Herpes

Die Infektion mit Herpesviren ist heute wahrscheinlich die häufigste Viruserkrankung. Das Herpes-simplex-Virus löst an den Lippen, den Augen oder den Geschlechtsorganen in Gruppen angeordnete, stecknadelkopfgroße Bläschen auf gerötetem Grund aus, die stark jucken und brennen, sich je nach Allgemeinzustand des Kranken schnell oder langsam ausbreiten und nach einigen Tagen, manchmal nach Wochen, abheilen. Die Übertragung des Virus erfolgt durch Speichel oder Hautkontakt.

Der Lippenherpes ist am weitesten verbreitet, schon vor 20 Jahren schätzte man in den USA 50 Millionen Erkrankte. In der Bundesrepublik gibt es jährlich 100 000 Neuerkrankungen mit Herpes der Geschlechtsorgane, der als »Lustseuche« bekannt ist.

Eine Herpeserkrankung ist nicht heilbar. Nach Abklingen der Infektion ziehen sich die Viren in Wartestellung in den Körper zurück, um neu auszubrechen, wenn der einmal Infizierte geschwächt ist.

Ich weiß, daß ich mir meinen Lippenherpes, verursacht durch das Herpes-simplex-Virus 1, als Kind zugezogen habe, wahrscheinlich weil ein Verwandter mich geküßt hat. Ebenfalls weiß ich, daß der Herpes der Geschlechtsorgane, verursacht durch das Herpes-simplex-Virus 2, durch Geschlechtsverkehr verbreitet wird. Ich bin also beim Auftreten der Knötchen und Bläschen bis nach deren endgültigem Abheilen vorsichtig mit Hautkontakten, um weder meine Kinder noch meinen Geschlechtspartner zu infizieren. Es ist eine zu unangenehme und gefährliche Erkrankung, um sie sorglos zu behandeln.

Vorsicht bei Hautkontakten

Ich bin auch beim Waschen oder Schminken vorsichtig, um nicht das Sekret der Lippenbläschen in meine Augen zu wischen. Die Hälfte der Bevölkerung ist bereits mit Herpes-simplex-Virus infiziert.

Nach einer Ansteckung, bei der das Virus in den Körper eindringt, kommt es in ganz unterschiedlichen Abständen zum Wiederausbruch. Ich kenne das alles: Sonnenbestrahlung, eine Erkältung, scharfes Essen, zu hartes Reiben der Lippenränder können in Sekundenschnelle ein erstes Knötchen hervorbringen.

Es beginnt mit Brennen und Jucken. Ich fühle mich abgeschlagen, ich taste die Stelle an der Haut, fühle ein Knötchen, fahre erschreckt zurück, aber schon ist es zu spät. Gut ist es, ein Herpesmittel oder Äther griffbereit zu haben. Manchmal tut das erste stecknadelkopfgroße Knötchen, das noch wie ein Pickelchen aussieht, mir den Gefallen und verschwindet wieder in der Haut. Entwickelt es sich aber zu einem Bläschen, wird es schon schwieriger, es »ungeschehen« zu machen.

Der Herpes der Geschlechtsorgane gehört in ärztliche Behandlung und Beratung. Er kann ungeheuer schmerzhaft sein, Rücken, Gesäß und Oberschenkel tun weh wie nach einem 20-Kilometer-Lauf. Die Viren vom Typ 2 wandern in die Sakralganglien des Rückenmarks, verursachen starke Schmerzen beim Wasserlassen und Stuhlverstopfung, seltener auch Erektionsstörungen beim Mann.

Unbedingt den Arzt aufsuchen

Während dieser schmerzhaften Attacken falle ich leicht in Depressionen. Die Viren wandern weiter, und ich bekomme

Kopfschmerzen und Nackensteifheit. Dies ist eine ernstzunehmende Erkrankung.

Ich weiß, daß der Muttermund noch lange nach dem sichtbaren Ausbruch Herpesviren freisetzt. Eine Ansteckung kann also selbst bei größter Vorsicht erfolgen. Das Leben wird ungeheuer schwierig und deprimierend. Auch meine Lippenbläschen wollen manchmal absolut nicht abheilen, sondern breiten sich fast um den ganzen Mund aus. Ich rege mich dann schrecklich auf und fühle mich mies.

Hier erkenne ich nun, wo ich selber regelnd eingreifen kann. Trotz schlechter Erfahrungen will ich meinen Mut nicht verlieren, den Wiederausbruch dieser Krankheit zu steuern. Wenn ich ausgeglichen bin, gesund lebe und nicht zu starke Angst habe, weder nervös noch gestreßt bin, schlummern die Viren weiterhin in ihren Verstecken in den Nervenzellen im Bereich des Kreuzbeins oder im Trigeminus-Nervenknoten in der Nähe des Backenknochens. Ich will also lernen, mit dieser Krankheit umzugehen und zu leben. Der Wiederausbruch bei beiden Infektionstypen, nämlich Typ 1 und 2, kann in sehr kurzen oder sehr großen Abständen erfolgen. Ich will diesem Geschick mit starken Nerven begegnen. Je ruhiger ich reagiere, desto seltener bricht der Herpes aus. Meine seelische Verfassung ist von ausschlaggebender Bedeutung.

Ruhig und ausgeglichen reagieren

Bei Erkältungen oder beim Sonnenbad schütze ich die Ränder zwischen Haut und Schleimhaut am Mund mit einem Lippenbalsam, halte sie geschmeidig und vertraue darauf, daß mein Körper die nötige Abwehrkraft hat.

Ich will keine Angst mehr haben vor einer erneuten Heimsuchung und Entstellung. Ich weiß aus meiner Biographie, daß die Bläschen immer dann besonders aufblühten, wenn ich sie gar nicht gebrauchen konnte: etwa vor Festen, an denen ich gern hübsch oder gutaussehend teilnehmen wollte. Ich werde erleben, daß ich das gut steuern kann, sobald ich mich dieser Angst nicht hingebe, sondern die ersten Anzeichen übergehe, als wäre nichts geschehen. Die Infektion trage ich in mir, den Ausbruch regle ich kraft meines Willens.

Herzbeschwerden

Das Herz eines Erwachsenen schlägt im Wachzustand durchschnittlich 73mal in einer Minute, im Schlaf ungefähr 60mal. Wir bemerken es nicht. Erst wenn Störungen wie Herzjagen, Herzstolpern oder Schmerzen auftreten, werden wir aufmerksam. Je aufmerksamer wir unsere Herztätigkeit beobachten, desto schwieriger wird die Normalisierung.

Anfallsweise auftretendes Herzjagen, die unökonomischen kleinen Schläge zwischen den Herzschlägen können Hinweise auf gefährliche Krankheiten sein. Sie können im Elektrokardiogramm abgelesen und gegebenenfalls mit Medikamenten beruhigt oder gedämpft werden. Dennoch können diese Herzstörungen auch völlig nichtorganischer Herkunft sein und letztlich nur dadurch behoben werden, daß wir erkennen, was uns die Herzbeschwerden verschafft.

Herz ist für uns ein Synonym für Liebe und Partner. Wir beobachten schon in der Jugend, daß wir Herzklopfen bekommen, wenn der oder die Angebetete uns begegnen. Sogar der Gedanke an diese Person läßt unser Herz unregelmäßig, und fühlbar schlagen. Das empfinden wir nicht als unangenehm. Im Gegenteil, es ist ein Zustand wie kurz vor dem »Absprung«; eine höhere Erregung ermöglicht uns, mehr zu empfinden und mehr zu leisten.

Hält dieser Zustand aber länger an, weiß ich nicht einmal mehr, wer die auslösende Person oder das auslösende Erlebnis für meine Herzstörung ist, dann empfinde ich sie als Krankheit und beginne mich gegen sie zu wehren. Dies muß ich nun aber auf die richtige Art tun. Ich werde mir darüber klar, daß mein Leiden mit meinen Mitmenschen zusammenhängt. Ich hänge in übertriebenem Klammerbedürfnis an Verwandten und Freunden, ich deute schon ihr normales Verhalten als Lieblosigkeit und zeige ihnen mein »blutendes Herz«, um ihre Zuwendung zu erfahren.

Herz hat mit Liebe zu tun

Herzbeschwerden

Angst abschütteln

Wenn zum Beispiel meine Frau mir die Mutter ersetzen soll und ich sie gleichzeitig kränke und verletze, weil ich meiner Mutter vorwerfe, mich mit ihrer Liebe gefangenzuhalten, geht das so nicht weiter.

Ich will auch nicht weiterhin atmen, als ob ich seufzte, oder den bohrenden Schmerz im Rücken fühlen, unter dem ich tagtäglich mehr zusammensacke, als sitze mir einer im Genick. Weder eine Last noch der drohende Tod sitzen mir im Nacken. Ich schüttle sie lachend ab und befreie mich von dem Wunsch, bemitleidet zu werden!

Ich höre auf, erschreckendes Material zusammenzutragen, das die Angst vor einem schnellen Herztod nur verstärkt und das mir bis heute praktisch meinen schlimmen Zustand beweisen sollte. Diese lebensfeindliche Einstellung gebe ich auf, damit ich nicht in Depressionen gerate.

Wenn ich Angst habe, den oder die »Herzallerliebste« zu verlieren, greift mir diese Angst wie eine Klammer ums Herz. Von der Klammer aber kann ich mich nur selbst befreien.

Kein Arzt kann dies, aber nicht weil ich sterbenskrank wäre. Wenn er so hilfreich ist, mir mit Medikamenten eine Brücke zu bauen, will ich ihm und mir vertrauen, daß diese Brücke mich trägt. Es gibt zum Beispiel »Rezeptorenblocker«, die abblocken, was von außen an Umwelteinflüssen bis ans Herz vordringen könnte, die legen quasi einen Käfig um mein Herz wie den »Faradayschen Käfig«, in den der Blitz nicht einschlagen kann. Der Arzt verordnet mir vorübergehend solche beruhigenden Medikamente, um mir den Weg zu weisen, den ich letztlich allein gehen muß.

Ich muß mich mit der Umwelt und meinem Leben auseinandersetzen und anfreunden, bis ich sie nicht mehr als lieblos und feindlich empfinde, sondern Familie, Freunde, meine Arbeit erleben kann, ohne in Angst und Grübelei zu geraten. Es hilft mir nicht weiter, meine Krankheit wie einen Puffer zwischen mich und das Leben zu schieben und als Mittel zu benutzen, Liebe zu erzwingen. Ich will mich von der krankmachenden Selbstbeobachtung distanzieren, mein Herz krampft sich nicht zusammen und jagt nicht erschreckend, sondern »mein Puls schlägt ruhig in den Fingerspitzen«. Alle meine Sorgen sollen von meinem Herzen abfallen, mit den Fingerspitzen will ich zu fühlen beginnen.

Impotenz

Die Unfähigkeit, den Geschlechtsakt richtig vollziehen zu können, wird häufig ins Lächerliche gezogen. Viele Männer leiden aber darunter, keine Erektion zu bekommen oder sie nicht aufrechterhalten zu können. Sie fühlen sich minderwertig und betrachten diese Störung als entehrenden krankhaften Zustand. Meist sind es jedoch nicht organische Ursachen, die zu Potenzschwierigkeiten führen, sondern falsche Sexualvorstellungen und Leistungsängste.

Ich überprüfe zunächst, welche sexuellen Einstellungen ich habe und welche Erwartungen ich an mich – als Sexualpartner – stelle: »Als guter Liebhaber muß ich Erfahrungen mit Frauen haben. Ich muß jederzeit potent sein, muß die vorgeschriebene Norm der Dauer und Häufigkeit des Geschlechtsverkehrs erfüllen. Ich muß meinen Samenerguß so lange hinauszögern können, bis meine Partnerin befriedigt ist.«

Solche Erwartungen müssen zwangsläufig zu sexuellen Störungen führen. Ich kann meine Sexualität nicht von Stimmungen unabhängig machen, nicht von übrigen Lebensbereichen loslösen. Es ist doch ganz normal, daß ich bei beruflicher Überbeanspruchung oder Übermüdung, nach einer langen Geburtstagsfeier mit übermäßigem Alkoholgenuß keine sexuelle Lust verspüre oder meine Potenz versagt.

Neben falschen, überhöhten Ansprüchen ist es aber meist das Erlebnis, einmal oder mehrmals versagt zu haben, das die Potenzfähigkeit des Mannes nachhaltig beeinträchtigt. Ständig quält der Gedanke: »Ich habe einmal versagt, meine Partnerin hat verständnislos und abfällig reagiert. Das darf mir nicht

Zu hohe Erwartungen führen zu sexuellen Störungen

nochmal passieren. Ich weiche in nächster Zeit jeglichem sexuellen Kontakt lieber aus, bevor ich mich noch einmal blamiere!«

Meine Frau wird dieses Verhalten vielleicht als Desinteresse, Ablehnung oder nachlassende Liebe interpretieren. Um dies zu widerlegen, fühle ich mich zu sexuellem Verkehr gedrängt. Gerade meine Angst vor einem erneuten Versagen, vor einer Blamage hemmt mich nun, sexuelle Reize aufzunehmen und sexuelle Erregung zu verspüren. Ich kann mich meiner Partnerin nicht mehr ungestört hingeben, meine Gedanken kreisen nur noch um den Erfolg oder um das mögliche Versagen. Die unerwünschte Impotenz wird zu meinem persönlichen Feind. Sie führt dazu, daß ich mich immer mehr verkrampfe. Je stärker ich »auf Teufel komm raus« gegen sie ankämpfe, desto mehr stabilisiert sie sich.

Über Ängste reden

Um diese Störungen wieder beseitigen zu können, ist es zunächst wichtig, daß ich mit meiner Partnerin ein offenes Gespräch führe. Ich rede mit ihr über meine sexuellen Ängste, Hemmungen und Enttäuschungen. Sie wird nun meine sexuelle Zurückgezogenheit besser verstehen und sich nicht mehr abgelehnt fühlen.

Ich kann meine Angst nur dann wieder abbauen, wenn ich mein Versagen akzeptiere, wenn ich meine Potenz nicht mehr zum Zwang mache. Ich vergesse Erektion und Geschlechtsverkehr, ja ich verbiete mir sogar beides. Ich erprobe mit meiner Partnerin verschiedene sexuelle Spiele, tausche Zärtlichkeiten aus und konzentriere mich voll auf meine sinnlichen Empfindungen. Ich genieße den Augenblick, denke weder an Vergangenes noch an Zukünftiges. Es gibt kein Ziel mehr, dem ich nachjagen muß. Im Vordergrund stehen Zärtlichkeit, Intimität und Nähe. Gegenseitiges Kennenlernen und Wohlbefinden werden wichtiger als sexuelle Anregung.

Ich genieße gerade den Zustand, den ich vorher ständig befürchtet habe, und gestalte ihn möglichst abwechslungsreich. Ich fühle mich zufrieden und entspannt. Gerade in dieser Atmosphäre wird sich meine sexuelle Erregung und meine Potenz als Bedürfnis des Körpers wie von selbst wieder einstellen und steigern. Die sexuelle Vereinigung ist nicht mehr vorgeplantes Ziel, das ich unbedingt erreichen muß, sondern Höhepunkt unter vielen anderen lustvollen Körperempfindungen.

Insektenstiche

Bei Malaria, Fleckfieber und Pest gelangen die Krankheitserreger durch Insektenstiche in die Blutbahn. Aber auch Insekten wie Flöhe, Läuse, Mücken, Wespen, Fliegen, Ameisen, Bienen, Hornissen können uns ganz schön zusetzen. Sie bringen die Haut zum »Blühen«, es entstehen sogenannte Effloreszenzen: »Hautblüte«. Auch bilden sich Quaddeln, unter Umständen mit einem Bläschen in der Mitte, oft ist noch der Stichkanal erkennbar.

Ameisen spritzen Ameisensäure, ähnliches geschieht bei der Berührung mit Brennesseln (Urtica urens). Es brennt und juckt fürchterlich, verleitet zum Kratzen, wodurch eine weitere Verletzung der Haut eintritt, durch die Schmutz und Bakterien eindringen, und so kann es zu einer sehr unangenehmen Sekundärinfektion kommen.

Ich habe schon erlebt, daß dann die Extremitäten stark anschwellen, daß sie heiß, rot und hart werden und es in ihnen »tuckert«. Wenn das gesamte umliegende Gewebe infiltriert ist, muß ein Arzt Antibiotika verschreiben, um den infizierten Herd unter Kontrolle zu bringen.

Darum versuche ich, nicht zu kratzen, wenn es auch noch so schwerfällt. Ich betupfe die Einstichstelle mit Ammoniakflüssigkeit, reibe mit Antihistamin-Gel oder -Salbe ein, lege Eisbeutel auf und lege ein angeschwollenes Bein hoch, um weiterer Entzündung vorzubeugen.

Antihistaminika in Tablettenform wirken noch stärker, machen aber auch müde, was ich beachten muß, falls ich ein Kraftfahrzeug führen will.

Der Arztbesuch ist unerläßlich

Insektenstiche

Bei schwereren Fällen werden Hydrokortisonsalben benutzt, die den Juckreiz nehmen, oder es wird Hydrokortison gespritzt.

Und das alles oft nur wegen eines einzigen Stichs! Es kann zu starken Schwellungen kommen, weil das Insekt vorher mit Insektiziden (Giften zum Abtöten von Insekten) in Berührung gekommen ist.

Ich weiß, daß auch Erwachsene nach zahlreichen Stichen Schüttelfrost und hohes Fieber bekommen, sich erbrechen und in Schock verfallen können. So weit darf ich es nicht kommen lassen, ohne einen Arzt zu benachrichtigen.

In südlichen Ländern sind Fenster und Türen mit Fliegengaze oder Perlenvorhängen abgedichtet. Man schläft unter Moskitonetzen. Diese Vorbeugungsmaßnahmen will ich mir zur Regel machen, wenn ich stark auf Insektenstiche reagiere.

Als Mutter achte ich darauf, daß mein Säugling oder Kleinkind nicht gestochen wird.

Gehöre ich etwa zu den Menschen, die so stark auf einen Bienen- oder Wespenstich reagieren, daß es sofort zu überschießenden Reaktionen kommt?

Innerhalb von Sekunden oder Minuten kann es zum anaphylaktischen Schock (Anaphylaxie=Schutzlosigkeit) kommen, dann gibt es einen massiven Blutdruckabfall, erhöhte Herzfrequenz, und das Blut wird zugunsten der lebenswichtigen Organe ins Innere des Körpers zurückgezogen, was man Zentralisation nennt. Das Gehirn leidet unter Sauerstoffmangel, Flüssigkeit tritt ins Gewebe, und die Nieren reagieren besonders empfindlich auf Durchblutungsstörungen.

Gelingt die Behebung der Schockursache nicht, tritt der Tod ein, weil alle anderen therapeutischen Bemühungen ohne Erfolg bleiben.

Vorsichtsmaß-nahmen treffen

Gehöre ich zu diesen Patienten, muß ich diese dramatischen Folgen einkalkulieren und Vorsichtsmaßnahmen treffen.

Warum aber reagiere ich so stark, während andere Menschen einen Stich fast unmerklich überwinden? Ist es nur die letzte Konsequenz dessen, was bei einem Insektenstich in mehr oder weniger starker Form auftritt? Hier geht es um die Reaktion auf ein fast alltägliches Geschehen. An mir selbst beobachte ich, wie unterschiedlich ich auf Insektenstiche reagiere. Manchmal quäle ich mich recht und schlecht damit herum, manchmal, wenn ich abgelenkt bin, nehme ich sie kaum wahr, und sie verschwinden, ohne mich viel zu plagen.

Der Juckreiz hört auf, die Haut schwillt ab. Wozu die Aufregung? Bin ich entspannt und reagiere nicht hysterisch, hat das Gift keine Möglichkeit, meinen Organismus durcheinanderzubringen, der Stich bleibt ein kleines lokales Geschehen.

Ja, manchmal genügt es, eine gerade empfangene »Information« etwa einer Feuerameise mit der Kraft meines Willens »ungeschehen« zu machen. Ich habe es an mir ausprobiert. Reagiere ich mit Angst, sind die Auswirkungen verheerend. Es bilden sich feuerrote, stark juckende Quaddeln, die wochenlang wie blutunterlaufene Stellen besonders an Füßen und Beinen sichtbar sind und mich immer wieder zum Kratzen verleiten.

Mein Wille hat Kraft

Setze ich aber gleich nach dem Stich mein gesamtes Abwehrsystem »Bewußtsein« voller Wut gegen den Feind Ameise an, gibt es keine Schwellung, keinen Juckreiz und auch keine Hautreaktion.

Wenn meine Nerven mir gehorchen, wehrt mein ganzer Körper die Attacke ab. Meine psychische Disposition ist auf Abwehr programmiert. Ich bin sicher, daß ich die »Schutzlosigkeit« überwinde, weil ich es will.

Schutzlosigkeit überwinden

So wie es zu Spontanheilung von Warzen nach »Besprechen« kommen kann, weil der Körper sich ekelt und die »Versorgung« der Warze einstellt, so wie der Fakir fähig ist, auf einem Nagelbrett zu liegen, bin ich fähig, Insektenstiche als kleine lokale Ereignisse zu erleben, die mein Irnmunsystem nicht erschüttern können, wenn ich es nicht will.

Ich ergebe mich nicht meinem Schicksal, fürchterlich gestochen worden zu sein. Fazit: Auch ein Insektenstich kann mich nicht jucken.

Konzentrationsschwäche

Konzentrationsschwäche behindert gerade in der heutigen Zeit viele Kinder, Jugendliche und Erwachsene und beeinträchtigt eine erfolgreiche Aufgabenbewältigung. Es gelingt dem einzelnen nicht, die gesammelte Aufmerksamkeit für längere Zeit auf eine Sache zu richten oder einen Gedanken konsequent bis zum Ziel zu verfolgen.

Wie kann ich nun mein Konzentrationsvermögen verbessern, Zerstreutheit, Kopflosigkeit und die damit verbundenen Mißgeschicke vermeiden? Unordnung, Unpünktlichkeit, Planlosigkeit, Hektik und Zeitdruck sind Feinde konzentrierten Arbeitens. Wenn ich viele Aufgaben möglichst schnell und gleichzeitig zu Ende führen will, zersplittern und zerstreuen sich meine Gedanken, sie schweifen von einem Thema zum anderen und bleiben oberflächlich.

Jeden Tag planen

Ich mache mir zunächst für jeden Tag einen Plan mit sämtlichen Aufgaben, die zu erledigen sind: Telefonanrufe, Putzen, Kochen, Blumengießen, Tanken usw., also auch alle kleineren Nebentätigkeiten. Durch diese Aufstellung werde ich nicht mehr von dem Gedanken belastet, daß ich etwas Wichtiges vergessen könnte. Ich bekomme eine Übersicht, kann meine Zeit einteilen und die Aufgaben nach ihrer Dringlichkeit ordnen.

Ich setze den Zeitpunkt für den Beginn der ersten Tätigkeit fest und halte ihn strikt ein. Unangenehme Arbeiten werden meist lange Zeit hinausgeschoben, der Gedanke daran belastet und lenkt ab. Ich erledige diese Aufgaben also zuerst und kann mich dann befreit auf angenehmere Dinge konzentrieren. Ich streiche jeden erledigten Punkt sofort auf meiner Liste durch.

Ich achte darauf, daß das Arbeitsmaterial auf meinem Schreibtisch geordnet bereitliegt. Unnötiges Suchen lenkt ab, verärgert und beeinträchtigt die Konzentration. Pausen sind für konzentriertes Arbeiten sehr wichtig, auf eine Phase geistiger Anspannung muß eine der Entspannung folgen, um neue Kraft zu schöpfen. Ich kann nach jedem erledigten Schritt eine kleine Pause einlegen: Ich stehe auf, öffne das Fenster, strecke mich kurz, atme tief durch. Falls ich dadurch zu sehr abgelenkt werde und eine lange Anlaufzeit benötige, bis ich wieder intensiv arbeiten kann, verlängere ich meine Arbeitsphasen und mache wenige längere Pausen. Ich kann dann einen kurzen Spaziergang machen, den Leitartikel einer Zeitung lesen, mich durch autogenes Training entspannen. Ich vermeide jedoch alle Freizeittätigkeiten, die ich zu einer festgesetzten Zeit schwer unterbrechen kann, zum Beispiel Krimilesen, Basteln, eine Langspielplatte hören usw. Trotz dieser Planung wird es nach wie vor passieren, daß ich durch Tagträume oder störende Gedanken von meiner Tätigkeit abgelenkt werde. Ich nehme diese nun einmal bewußt wahr, notiere sie und setze feste »Grübelzeiten« am Abend fest. Die meisten Gedanken werden nach kurzer Zeit zu Ende gedacht sein und mich dann am nächsten Tag nicht mehr bei konzentriertem Arbeiten stören. Ich mache lieber weniger, aber das gründlich und ganz. Ich bringe zu Ende, was ich angefangen habe.

Sich Pausen gönnen und sie bewußt genießen

Es gibt aber auch tägliche Unterbrechungen, die ich nicht verhindern kann, zum Beispiel Telefonanrufe oder Besucher im Büro. Wie schaffe ich es, daß ich durch diese Störungen nicht immer wieder den Faden verliere und sehr lange Zeit für erneute Konzentration benötige? Ich lasse nicht sofort alles liegen und stehen und greife zum Hörer, sondern ich beende meine jetzige Tätigkeit ganz bewußt. Ich schreibe den angefangenen Satz eines Briefes fertig und notiere mir ein Stichwort über meinen nächsten Gedankengang. Dann erst führe ich das Gespräch, erledige notwendige Notizen oder Terminplanungen sofort, beende diese neue Aufgabe also vollständig. Nun setze ich meine vorherige Tätigkeit fort, die Hilfe des Stichwortes wird mir den Anschluß wesentlich erleichtern.

Ich schule meine Konzentration bei allen möglichen belanglosen Verrichtungen im Alltag, indem ich mich ihnen bewußt zuwende und nicht an der Oberfläche hängenbleibe. Ich betrachte, horche, rieche, schmecke und taste ganz bewußt, versuche jedem Detail seinen Reiz abzugewinnen. Durch genaue Beobachtung werden viele langweilige Dinge interessant, und gerade interessante Aufgaben werfen meist keine Konzentrations- und Gedächtnisprobleme auf.

Lebenskrisen

Jeder erlebt Zuspitzungen und Einengungen seines Lebens, in denen er das Gefühl hat: So geht es nicht weiter. Dies kann ich nicht länger ertragen. Es muß eine Wende, ein Umbruch eintreten, etwas anders werden, wenn ich weiterleben soll. Gegenüber Krisen gibt es nur die Alternative: sie zu überwinden oder an ihnen zu zerbrechen. Solche Krisen werden in der Pubertät, um die Lebensmitte, mit dem Eintritt in das Alter, bei schweren menschlichen Verlusten erlebt, oder wenn eine Partnerbeziehung zerbricht. Der Verlust von Vertrautem und das Ausgesetztsein in fremden, ängstigenden Situationen, die man allein durchzustehen hat, ist allen Krisen gemeinsam.

Jede Lebensphase hat Vor- und Nachteile

Ich mache mir klar, daß Krisen etwas Menschliches sind und zum Menschsein gehören. Keine, auch die glücklichste Entwicklung nicht, kann immer gleichmäßig weitergehen. Jede Lebensphase hat ihre Stärken und Schwächen, und je länger sie dauert, um so mehr müssen Stärken zu Schwächen werden.

Die früheste Kindheit hat ihre Vorzüge in der totalen Fürsorge und Umhegung durch die Eltern und ihren Nachteil in der völligen Fremdbestimmung. Die Kindheitsphase genießt den Vorzug freier, spielerischer Entfaltung und hat den Nachteil, daß man als Kind nicht ernst genommnen und, ohne gefragt zu werden, in ein soziales Gebilde integriert wird, zu dem man schicksalhaft gehört, ohne Rücksicht darauf, ob man es möchte. Die Jugendphase hat den Vorteil großer Energien und Kräfteüberschüsse und geringer Funktions- und Standortbestimmungen. Das Leben in der jungen Familie bringt große Aufgaben und neues Glück, verlangt aber auch viel Einschränkungen und Verzicht. Der berufliche Aufbau zwischen dem dreißigsten und vierzigsten Lebensjahr führt Erfolge, aber auch Beschränkungen und Festlegungen mit sich. Der Blick auf die zweite Lebenshälfte erzeugt neben dem Gefühl, auf der Höhe zu sein und alles Wesentliche erreicht zu haben, auch den Schwindel angesichts des Abstiegs und die verzweifelte Erkenntnis, vieles versäumt zu haben. Das Alter fordert Einschränkungen und Opfer und genießt dafür den Vorzug unbegrenzter Freiheit und Selbstbestimmung, vor allem über die Zeit. Es vermittelt Erfahrungsreichtum und Einsicht. Mit dem Bewußtsein, den letzten Lebensabschnitt angetreten zu haben, kann Bescheidenheit, aber auch Verzweiflung eintreten.

Ich kann in jeder Lebensphase das Verlorene fixieren und in Selbstmitleid und Schicksalsklage ausbrechen. Dann wird die Krise zerstörerisch und deprimierend. Ich kann mich aber auch auf neue Chancen ausrichten, sie ausbauen und aus ihnen neue Lebenshoffnung ableiten. Ich kann und muß mich von der Vergangenheit verabschieden und das Positive in Gegenwart und Zukunft entdecken und bejahen. Ich kann dasselbe Glas als schon halb leer oder noch halb voll betrachten. Davon hängen letzten Endes Sinnerfüllung und Lebenshoffnung ab.

Chancen sind ausbaufähig

Dies ist das Ergebnis einer Entscheidung. Ich entscheide mich, Verlorenes aufzugeben und mich nicht daran zu klammern, Verluste – auch ungerechterweise erlittene – zu akzeptieren und mich über das Verbliebene zu freuen. Ich stelle mir einmal – möglichst schriftlich – zusammen, was mir verblieben ist, welche Glieder und Sinne gesund sind, welche Freunde und liebe Menschen ich habe, was ich noch kann und fühle, was ich glaube und hoffe. Wieviel immer es ist, es beweist: Es wird zum Leben reichen, wie die Lebenspraxis unzähliger Behinderter beweist, die mit sehr eingeschränktem Lebenshorizont zu leben gelernt haben.

Meine Lebenskrise ist wie ein Durchtritt durch eine enge Tür, durch einen Flaschenhals in eine neue Freiheit, die dann eintritt, wenn ich das Gewesene abgestreift und hinter mir gelassen habe.

Ein Sprichwort der Chinesen sagt: In einer aussichtslosen Lage habe ich zwei Möglichkeiten: Entweder ich ändere die Lage oder mich selbst. Die Krise besteht darin, daß ich beides verweigere. Sie endet erst dadurch, daß ich – wenn ich die Lage nicht ändern kann – bereit bin, mich selbst zu ändern. Ich muß neu anfangen. Ich nenne mir einen Zeitpunkt, an dem ich wieder gesund und glücklich sein, an dem ich die Krücken der Therapie abwerfe und frei stehen kann. Ich beginne sofort mit der Änderung. Ich lebe im Augenblick und ergreife die Chancen, die er bietet. »Liebst du das Leben?« fragt Benjamin Franklin. »Dann verschwende keine Zeit, denn daraus ist das Leben gemacht!«

Sofort beginnen

Lumbago

Lumbago (Hexenschuß) tritt plötzlich beim Bücken und Wiederaufrichten, bei einer Körperdrehung oder beim Heben einer Last auf. Am häufigsten allerdings ohne erkennbaren Anlaß. In über der Hälfte aller Fälle befällt er den Patienten morgens beim Aufwachen und kann Stunden bis Wochen anhalten.

Ischias (Hüftschmerz) entsteht meist plötzlich nach einer Lumbagoattacke.

Lumboischialgische Schmerzen treten mit dem 20. bis 30. Lebensjahr auf. Am häufigsten bei Männern um das 40., bei Frauen um das 5o. Lebensjahr.

Aus mittelalterlichen Holzschnitten weiß man, daß schon damals der tapfere Krieger durch den Schuß einer Hexe hinterrücks getroffen wurde, wodurch er von der Macht in die »Unmacht« fiel, weil er seiner aufrechten Haltung beraubt wurde.

Die aufrechte Haltung ist auch heute noch ein Symbol für Selbstbehauptung und Macht. Durch welchen Zauberspruch oder welche Verhexung aber verliere ich diese Fähigkeiten?

Ich komme nicht mehr auf die Idee, in der Nachbarin eine Hexe zu vermuten, die mir übel will; aber ganz tief im Innern werfe ich sicherlich meinem Mann, meiner Frau, meinem Chef oder sonst jemandem, der mich nicht so respektiert und anerkennt, wie ich es gerne hätte, vor, zu meinem Leiden beigetragen zu haben. Denn an mir, meiner Selbsteinschätzung und meinem Selbstvertrauen kann es ja nicht liegen! Oder doch?

In der Embryonalzeit war meine Wirbelsäule durchgehend gebeugt. Rund, weich, biegsam.

Am liebsten würde ich mich auch heute noch so rundrückig an einen lieben Menschen schmiegen, voller Liebe, voller Vertrauen, auftanken für das harte, Haltung fordernde Leben draußen. Wer verbietet es mir? Ist es wirklich mein Partner, oder bin ich es am Ende selbst, der dem andern keine »Schwäche« zeigen will?

Durch den Hexenschuß und den Ischiasschmerz wird mein Körper wieder in eine leicht vornübergebeugte Haltung gezwungen. Diese aber kommt jetzt durch eine Beugung im Hüftgelenk zustande.

Ich beginne nun, zwischen Internisten, Gynäkologen und Neurologen zu pendeln, um Heilung von meinem Leiden zu erlangen. Oft endet diese Reise beim Neurochirurgen, der mit einer Operation endlich helfen soll. Krankhafte Veränderungen sind nicht nachzuweisen.

Da mein Leben bis jetzt eher überaktiv war, will ich nicht einsehen, daß man mir nicht schnell, und sei es mit einer Operation, helfen will und kann. Ich beobachte an mir, wie oft ich versucht habe, stark zu sein, und anderen geholfen habe, statt mich verwöhnen zu lassen.

Bekomme ich Massagen verschrieben, mag ich sie auch nicht ohne weiteres als Hilfe annehmen.

Ich sträube mich gegen alles, was man mir Liebes und Gutes tun will. Warum?

Mein schmerzender Rücken zeigt mir, wie sehr ich meine körperliche Selbstwahrnehmung verloren, sie aufgegeben habe zugunsten einer Idee von Stärke, Autonomie und vielleicht

Nicht stark sein müssen

Herrschaftsanspruch. Glaube ich, aufrecht und allein durchs Leben zu kommen?

Ich will jetzt fühlen, wie verspannt mein Körper geworden ist im Laufe dieser selbstauferlegten Forderung von Haltung. Erst wenn ich begriffen habe, was ich mir selbst zugefügt habe, wie weit ich mich vom runden, biegsamen Rücken meiner Kindheit entfernt habe, kann ich mich heilen oder heilen lassen.

Ich bemerke, wie gut mir Bettruhe und Wärme tun, wenn, ja wenn ich erst einmal bereit bin, mich in meinem eigenen Bett wohl zu fühlen.

Habe ich meine eigene Hilfsbedürftigkeit immer hinter Hilfsbereitschaft versteckt? Warum fällt es mir so schwer, ehrlich mit mir zu sein?

Wunsch nach mehr Streicheleinheiten

Kann ich mir wirklich nicht vorstellen, wie sehr ich mit meinem autonomen Gehabe meinem Partner und meinen Kollegen das Leben schwergemacht habe? Und mir dazu. Ich will mein Leben ändern, um gesund und glücklich zu werden. Ich will lernen, meinen Wunsch nach Liebe zu zeigen, Liebe und Streicheln im wirklichen wie im übertragenen Sinn da anzunehmen, wo es geboten wird. Ich werde erstaunt sein, wie oft es mir geboten wird, wenn ich nicht mit starrer Körperhaltung darüber hinwegsehe.

Habe ich hinter meinem Arbeitseifer eine dauernde Kampf- und Fluchtbereitschaft versteckt, die uns allen von unseren frühen Vorfahren vererbt worden ist, die nur so überleben konnten, und für die unser Körper noch heute die nötige Spannung liefert? Spannung, die heute aber nicht mehr abgebaut wird, sondern zu Verspannung führt.

Habe ich die Eigenständigkeit meines Partners bis jetzt als bedrohlich empfunden, will ich sie jetzt als Entlastung sehen. Bei der Massage und im privaten Leben will ich intensiv körperliche Zuwendung hinnehmen, weil das schlummernde Kind in mir es so will. In den Zustand eines Menschen mit biegsamem Rücken gelange ich nur, wenn ich meine eigenen Bedürfnisse erkenne, statt mich ihrer zu schämen. Mein Leben will ich in einem gesunden Rhythmus von Ruhe und Aktivität zu führen lernen.

Magenerkrankungen

Magenerkrankungen treten bei Männern so häufig auf wie Migräne bei Frauen. Nach außen hin wirken die Betroffenen kontrolliert, sie sind pflichtbewußt und aktiv. Gleichzeitig entwickeln sie Schuldgefühle, weil sie dauernd ihren aufsteigenden Haß hinunterschlucken müssen, um die mühsam errungene Liebe und Achtung der anderen nicht aufs Spiel zu setzen. Es gibt aber auch eine ganze Reihe von Verhaltens- und Ernährungsfehlern, die eine Erkrankung des Magens begünstigen.

Wenn ich sehr viel rauche, regelmäßig starken Kaffee trinke, dabei unregelmäßig esse und in größeren Mengen Alkohol konsumiere, zerstöre ich meine schützende Magenschleimhaut mutwillig.

Auch Dauergebrauch schmerzstillender Tabletten behebt Schmerzen nicht, sondern verursacht Magengeschwüre. Will ich meine Magenbeschwerden also wirklich verlieren, höre ich mit dem Genuß dieser »Gifte« auf.

Gehöre ich nicht zur Gruppe dieser Konsumenten, muß ich mich ein wenig tiefer erforschen. Wann dreht sich mir vielleicht der Magen um? Wie lange liegt mir schon etwas auf dem Magen?

Bin ich wirklich so entgegenkommend, so anspruchslos und freigebig wie die Person, als die ich bekannt bin, oder sind meine geheimen Wünsche ganz anderer Art? Will ich liebevoll »gefüttert werden« mit Aufmerksamkeit und ohne etwas dafür zu »zahlen«? Und hasse ich die Menschen, die mir am nächsten stehen, dafür, daß sie meinen übersteigerten Besitzansprüchen nicht gerecht werden?

Ich will jetzt ehrlich mit mir sein, damit mein Magen sich nicht selbst auffrißt. Jeder Mensch hat ein natürliches Bedürfnis nach Liebe, Zärtlichkeit, Lob und Anerkennung und nach Sicherheit. Diese »Grundnahrungsmittel« sind aber nur im Austausch

Ehrlich zu sich selbst sein

zu gewinnen. Wenn ich ehrlich liebe, werde ich geliebt, wenn ich gern etwas schenke, bekomme ich Liebesgaben zurück. Ich ergründe jetzt bei allem, was ich tue, ob es ehrlich ist oder geschieht, um den anderen zu binden, zur Liebe zu zwingen, wobei sich mir quasi als Ausgleich der Magen umdreht. Ich gebe es nicht gern, weil ich eigentlich haben möchte – gebe es aber im Übermaß, um dafür Liebe zu erhalten und, aufs Berufsleben übertragen, unersetzlich zu sein.

Erfolg bedeutet Macht und Geld

Der Erfolg im Beruf ist mir sehr wichtig, weil er Macht und Geld bedeutet. Geld aber kann ich wie Nahrung zu mir nehmen und wieder ausgeben; weil ich viel Nahrung brauche, brauche ich auch viel Geld. Um ein erfolgreicher Geldverdiener zu sein, muß ich liebenswürdig und höflich sein gegen Geschäftspartner, Chefs oder den Vater, der mir sein Geschäft vererben will. Ich muß also stillhalten, darf meine rebellischen Gedanken nicht zu Ende denken, mein Magen übernimmt stellvertretend den »Verdauungsvorgang«, zu welchem Zweck er Magensäure produziert. Da ihm keine biologische Nahrung zugeführt wird, entsteht ein Säureüberschuß, ich bekomme bald unerträgliche Magenschmerzen, die immer weniger zu stillen sind.

Fordere ich in diesem Zustand von meinem Partner Liebe und Schutz, so kann er sie mir nicht geben, weil er hilflos vor meinen übersteigerten Bedürfnissen zurückweicht. Er fühlt unbewußt sehr genau, daß er mit »Haut und Haaren gefressen«, möglichst gänzlich verdaut werden soll, um meinen unersättlichen Hunger zu stillen. Ich gestehe mir meine Angst und meine Schuldgefühle ein, sehe endlich ein, daß ich Liebe und Zuwendung eher erreiche, wenn ich meine ehrgeizige Jagd abbreche.

Nicht ständig Höchstleistungen erbringen wollen

Ich will nicht weiterhin Höchstleistungen vollbringen, sondern lernen, ruhig und gelassen abzuwarten, was kommt, genauso wie ich meinem Magen Zeit lasse, sich nach der Suppe auf den Hauptgang einzustellen und diesen zu genießen. Wenn ich genießen lerne, werde ich essen können, ohne durch Schmerzen daran gehindert und ermahnt zu werden, daß ich etwas falsch mache.

Magersucht

Magersucht entwickelt sich überwiegend bei jungen Mädchen und Frauen. Häufig beginnt sie nach einer gewaltsamen Abmagerungskur. Sie kann aber ebenso plötzlich durch andere Anlässe, wie zum Beispiel einen Todesfall in der Familie, ausgelöst werden. Auf jeden Fall ist sie lebensbedrohend.

Darum muß ich unbedingt diesen anhaltenden Hungerzustand unterbrechen. Der menschliche Körper ist darauf eingerichtet, täglich Essen und Trinken aufzunehmen. Wenn die Nahrungs- und – noch gravierender – die Flüssigkeitszufuhr über längere Zeit nicht ausreichend ist, stirbt der Mensch.

Ich kann also nicht mehr sagen: »Ich habe aber keinen Appetit«, sondern ich mache mir folgendes klar: Wenn ich immer mehr abnehme, werden nicht nur die körperlichen Funktionen gestört, sondern es stellt sich ein Zustand allgemeiner Appetitlosigkeit ein, genaugenommen der Zustand der Bedürfnislosigkeit, der mit dem Leben nicht zu vereinbaren ist.

Wenn ich dieses Dahinschwinden bewußt mit einer gewaltsamen Hungerkur eingeleitet habe, frage ich mich: War ich wirklich zu dick, oder wollte ich nur noch zarter, zerbrechlicher, schutzbedürftiger aussehen? Kurz: Wollte ich nicht erwachsen werden? Will ich meinen Eltern, meiner Familie ein Zeichen geben, daß ich noch Kind sein möchte, nicht gefordert werden will, noch einmal das Behagen, an Mutters Brust zu liegen, erfahren möchte? Magersucht hängt immer mit der Weigerung zusammen, erwachsen und speziell Frau zu werden. Ich will deshalb nicht die Vorgänge der Reifung in meinem Körper bremsen, indem ich nichts esse. Ich will bewußt das Schicksal, Frau zu werden, annehmen. Was vor mir liegt, ist mindestens so schön, wie meine Kindheit war. Jeder Mensch hat die Aufgabe und Chance, erwachsen zu werden, Verantwortung zu übernehmen und dadurch stärker und unangreifbarer zu werden.

Ernsthaften Willen zum Erwachsenwerden entwickeln

Magersucht

Eine Flucht zurück ist zwecklos. Als junges Mädchen muß ich mir klarwerden, daß ich als frischer, gesund ernährter Mensch viel hübscher und strahlender aussehe. Durch meine Frische werde ich Freundinnen und Freunde erwerben, die die Stelle der Mutter einnehmen können, ja einnehmen müssen, denn das ist der natürliche Ablauf. Ich will den Schutz, den mir andere Mädchen und Jungen gewähren, wenn ich mich ihnen anschließe, nicht geringer achten als Mutters Schürzenzipfel. Ich versuche eine normale Kost zu mir zu nehmen, nehme Abführmittel nicht heimlich.

Wenn ich schon älter bin, ja verheiratet und durch eine seelische Krise in diesen Zustand der Bedürfnislosigkeit, des Aufgebens gekommen bin, mache ich mir klar, daß dieses Sichfallenlassen auf den Partner, dessen Liebe und Fürsorge ich erhoffe, nur abstoßend wirken kann.

Je mehr ich hungere, desto gnadenloser bin ich dem Konflikt ausgeliefert, der mich zum Hungern getrieben hat. Nichts wird besser, bald kann ich kolikartige Anfälle erwarten. Aber warum soll ich mich selber strafen?

Dem Teufelskreis entkommen

Ich werde immer hinfälliger und erringe damit kein Mitleid, das ich so gern möchte, sondern höchstens Verachtung. Das will ich aber nicht. Ich muß also unbedingt diesem Teufelskreis entkommen. Ich suche einen guten Arzt auf und erzähle ihm offen, was mich innerlich verletzt hat. Er wird mir helfen, einen richtigen Ernährungsplan aufzustellen. Das Wichtigste ist zunächst die Flüssigkeitszufuhr, dann muß ich dafür sorgen, daß Salze zugeführt werden und im Körper bleiben; langsam fange ich wieder an, leichte Nahrung zu mir zu nehmen. Das Hungergefühl, das ich nicht mehr kannte, wird sich allmählich wieder einstellen. Ich bin auf gar keinen Fall stolz auf mein Äußeres, denn es ist überhaupt nicht schick, verhungert, bleich und schlecht durchblutet auszusehen.

Ich will erwachsen werden, ich will essen und gesund und stark werden.

Migräne

Migräne tritt anfallweise auf. Oft sind es einseitige Kopfschmerzen, die stundenlang oder tagelang anhalten und mit Übelkeit und Erbrechen, mitunter auch mit extremer Licht- und Geräuschempfindlichkeit einhergehen können.

Die meisten Migränepatienten bekommen in einem individuellen Rhythmus diese Anfälle. Ich weiß, daß hormonelle Schwankungen im weiblichen Zyklus als Auslöser in Frage kommen, daß Migräne in den Wechseljahren meistens aufhört. Ich weiß, daß Schmerzmittel auch in hohen Dosen nicht helfen. Ich weiß, daß man heute eine maximale Weitstellung der Kopfschlagadern als Ursache vermutet, daß auch die anderen Arterien erweitert sind, es dadurch zu Blutdruckabfall, Mattigkeit und Übelkeit kommt. Das kann bis zu einem Schockzustand gehen, ich bin dann blaß, die Schläfengegend ist druckempfindlich, und nicht selten kommt es zu starkem Erbrechen. Nach dem Anfall bin ich völlig ausgepumpt und der Verzweiflung nahe.

Mutterkornalkaloide wirken gefäßverengend und beseitigen die schmerzhafte Gefäßdehnung. Ich lege mir also einen Vorrat dieser Medikamente an. Wenn sich ein Anfall ankündigt, muß ich sie sofort einnehmen. Ich finde mein persönliches Rezept, ab wann ich Medikamente nehme und mich in einen abgedunkelten Raum zurückziehe.

Da möglicherweise auch ein Brechungsfehler der Augen als auslösendes Moment in Frage kommt, gehe ich zum Augenarzt. Ich lasse mir vom Frauenarzt erklären, wie es zu hormonellen Schwankungen kommen kann. Leider sind die Symptome der Krankheit bis heute nur beschrieben, es ist aber nicht gelungen, die Ursache genau zu definieren und zu bekämpfen. Man nimmt an, daß zu ca. 80 Prozent psychische Erregungen die Ursache für einen Migräneanfall sind. Man sagt, daß es sich um eine abnorme Reaktionsbereitschaft der Kopfgefäße handelt. Aber worauf reagieren sie?

Das ganz persönliche Rezept finden

Da ich weiß, daß zum Beispiel eine Geburt fast schmerzlos ablaufen kann, wenn die Mutter richtig atmet und sich entspannt, will ich es lernen, meine Nervenerregungen in den Griff zu bekommen, die eine Gefäßerweiterung und damit den Kopfschmerz verursachen.

Ich gehe zu einem Psychologen. Ich will herausfinden, was meine Disposition für diese Erkrankung begünstigt und was mir helfen kann.

Ich setze mich jetzt ganz bewußt und ehrlich mit den Situationen auseinander, in denen ich Migräne bekomme. Sie tritt zum Beispiel immer dann auf, wenn ich sie nicht gebrauchen kann, etwa vor Familienfesten. Ich frage mich also: Wovor speziell habe ich Angst? Fühle ich mich überfordert? Ich will es herausfinden. Die Persönlichkeitsstruktur des Migränepatienten ist als leistungsbezogen, ehrgeizig und streng mit sich selbst beschrieben. Ich habe jetzt nur noch einen Ehrgeiz: meiner Migräne den Kampf anzusagen und sie zu besiegen. Ich muß jetzt lernen, »nein« zu sagen, wenn die von mir geforderten Leistungen meine Fähigkeit überschreiten. Ich will die Medikamente griffbereit haben, aber sie dann als selbstverständlich vergessen, da ich meine Migräne, das heißt, die Angst davor, durch Genußfähigkeit und Gelassenheit gegenstandslos werden lassen will. Ich will mich nicht mehr damit abfinden, innerlich vor bestimmten Ereignissen zu passen, sondern sie in Angriff nehmen und nicht erst darauf warten, daß der Migräneanfall meinen Körper aus dem Verkehr zieht.

Nein sagen können ist erforderlich und erlernbar

Minderwertigkeitskomplexe

Viele Menschen werden ihres Lebens nicht froh, sie empfinden sich als häßlich, dumm, uninteressant, zu klein oder zu groß und stehen freiwillig in einer Ecke, aus der sie sich aus Angst vor Mißerfolg nicht herauswagen. Der Mißerfolg stellt sich dann tatsächlich ein und bestätigt ihr Empfinden von Minderwertigkeit.

Zuerst ordne ich aus dem gesamten Komplex meines Minderwertigkeitsgefühls heraus, was mir am meisten zu schaffen macht. Ich muß herausfinden, ob es tatsächlich körperliche Mängel sind, angeborene oder erworbene, oder ob es nicht vielmehr seelische Probleme sind: das Gefühl, nicht beachtet zu werden, dauernde Selbstzweifel, Stummheit, wenn alle anderen aufgeschlossen miteinander plaudern. Habe ich es nicht geschafft, die Stellung zu erringen, die ich erreichen wollte, und wenn es so ist, was bedeutet sie mir?

Wenn ich mit körperlichen Mängeln geboren bin, die nicht zu beheben sind, will ich es aufgeben, mit meinem Schicksal zu hadern, und mir ein Beispiel an den unzähligen Mitmenschen nehmen, die als meine Leidensgenossen sich damit nicht zufriedengaben, sondern zu großen Leistungen angereizt wurden. Von der Natur benachteiligte Menschen haben oft Weltgeschichte gemacht. Es fällt mir sogar auf, daß im Showgeschäft auffällig häßliche Menschen zu finden sind, die aber durch ihre hinreißende Persönlichkeit große Beachtung fanden, wie etwa Sammy Davis jr. und Helga Feddersen. Ich will also meine kleinen Schönheitsfehler, Sommersprossen, eine Glatze oder eine Brille akzeptieren und vielleicht sogar noch betonen. Ich blicke in den Spiegel: Sommersprossen in einem lachenden Gesicht sind hübsch, meine Glatze versuche ich nicht durch von den Ohren hochgekämmte Haare zu verdecken, und bei Brillen gibt es inzwischen so viel Auswahl, daß meine Freunde mich um meine sorgsam ausgewählten, schicken Modelle bald beneiden. Wenn ich einen erworbenen Mangel wie Stottern oder Übergewicht mit mir »herumschleppe«, will ich mich selbstbewußt darum bemühen, ihn loszuwerden.

Ich erledige meine Arbeit freudig, bin meiner Familie und meinen Freunden etwas wert, und das wird sich auch nicht ändern, so lange ich nicht beginne, mich aufzugeben.

Ich weiß, daß ich mich selbst aufgegeben habe, wenn ich mir minderwertig vorkomme. Das ist ein subjektives Gefühl; wenn ich daran aber eigensinnig festhalte, treten Mißerfolge zwangsläufig auf. Es gibt keinen Menschen, der minderwertig ist.

Nicht mit dem Schicksal hadern

Mängel akzeptieren und überwinden

Mundfäule

Was empfinde ich als höherwertig? Ich will aufhören, von meinen Mitmenschen Dinge zu erwarten, die zu teuer, zu schwierig oder zu mühsam sind. Ich will meinen Wert nicht mehr daran ablesen, was andere für mich zu tun bereit sind. Dabei tritt zwangsläufig ein Mißerfolg ein, der die lähmende Angst vor dem nächsten Mißerfolg hervorruft.

Ich will nicht mehr jammern: »Warum mache ich alles falsch? Ich kann tun, was ich will, ich schaffe es nie«, sondern mich nicht mehr so wichtig nehmen. Ich komme aus meiner Ecke heraus, nehme selbstverständlich am Leben teil. Sätze wie »Wenn er mich mag, wird er versuchen, meine Wünsche zu erfüllen«, werde ich nie mehr denken, sie sind egoistisch und zerstörerisch. Ich höre auf, mit meinen zu hohen Erwartungen die anderen zu tyrannisieren.

Ich bin für mich selbst verantwortlich, auch für meine Wertigkeit in der Gesellschaft.

Ab morgen übersehe ich die netten Gesten der anderen nicht mehr – sie gelten auch mir, und ich gebe sie zurück.

Am Leben teilnehmen, aus seiner Ecke herauskommen

Mundfäule

Im engeren Sinn verstehen wir darunter Stomatitis ulcerosa, scharf umrissene gelbliche Geschwüre der Mundschleimhaut und des Zahnfleisches, die durch Bakterien hervorgerufen werden. Im weiteren Sinn zählen wir auch andere Entzündungen des Mundes dazu. Zum Beispiel die Stomatitis aphthosa, eine akute infektiöse Entzündung der Mundschleimhaut, die im frühen Kindesalter auftritt und meistens von herpesähnlichen Viren ausgelöst wird.

Säuglinge befällt Mundsoor, auch Schwämmchen genannt. Die Ursache ist ein Hefepilz.

Ich habe schon verschiedene Mundentzündungen (Stomatitis) gehabt und leide auch häufig an immer wiederkehrenden Aphthen an Lippen, Wangen, Zunge und Gaumen.

Zu meinen schmerzhaften Munderkrankungen habe ich auch noch den Spott zu ertragen, wenn ich höre, ich hätte mal wieder »Maul- und Klauenseuche«, die Rinder, Schweine, Ziegen und Schafe befällt. Ich schäme mich und komme mir wie ein Aussätziger vor.

Ich weiß, daß die Mundflora eine Mischflora von mindestens 30 Arten ist. So wird die Gesamtheit der im gesunden Mund vorkommenden Kleinlebewesen bezeichnet, die sich aus Bakterien, Viren und Pilzen zusammensetzt.

Wenn sie in natürlicher, ausgewogener Anzahl vorhanden sind, bin ich gesund. Ist das Gleichgewicht gestört, vermehrt sich eine der Arten plötzlich stark und verursacht eine der vielen Krankheiten. Ich lasse also den Arzt klären, um welche Art es sich handelt, um nicht durch falsche Medikamente zu verschlimmern, was vielleicht durch Medikamente entstand.

Nehme ich nämlich langfristig Antibiotika ein, die auch die Bakterien der Mundflora abtöten, steigt die Anzahl der Hefepilze, die Soor hervorrufen. Ich sehe also, daß es schwierig ist, das komplizierte Leben in meinem Mund zu verstehen und den natürlichen Zustand wiederherzustellen.

Zähneputzen und Spülen verringern den Keimbestand nur für ein bis zwei Stunden. Ich nehme Mundpflege also ernst. Ebenfalls ist das Feuchthalten der Schleimhäute wichtig, da trockene Schleimhäute immer anfällig für Infektionen sind. Durch Schnarchen und Mundatmen in der Nacht trocknen die Schleimhäute stark aus.

Ich sorge also für unbehinderte Nasenatmung. Ebenfalls vermeide ich Kaffee, Nikotin und Alkohol im Übermaß und zu scharfe oder zu saure Speisen.

Ich will viel trinken, um die Schleimhäute feucht zu halten. Ich weiß, daß Aphthen in Beziehung zu Verdauungsstörungen oder zur Menstruation stehen können.

Der wichtigste Schleimhautschädling aber ist der Dauerstreß! Da ich weiß, daß ich vor Angst oder Nervosität einen trockenen Mund bekomme, wundert mich das nicht. Ich frage mich also, ob ich zu ängstlichen und depressiven Reaktionen

Gifte unbedingt meiden

Dauerstreß überwinden

neige und meine Stimmungen und Lebensansichten eher pessimistisch und selbstkritisch sind als optimistisch und vertrauensvoll und zukunftsorientiert.

Stelle ich zu oft Leistungsansprüche an mich, die ich gar nicht erfüllen kann, weil sie zu hochgesteckt sind?

Ich sehe, daß dieses eine Definition für Streß ist, den ich nur allein abbauen kann, weil ich ihn mir allein aufbaue.

Ich schraube meine Erwartungen an mich auf ein erträgliches, erfüllbares Maß herunter.

Meine Nervosität läßt nach, mein Immunsystem hat die Kraft, mit allen in meinem Mund lauernden Gefahren fertig zu werden.

Der Mund ist ein intimer Bereich, in den man nicht gerne andere hineingucken läßt. Der Zahnarzt kann beim Blick in den Mund ablesen, wie gut ich meine Zähne und mein Zahnfleisch pflege, das ist mir unangenehm. Sehr viel leichter fällt es mir, die Pilzerkrankung an meinen Füßen vorzuzeigen.

Autosuggestiv denken

Wenn aber gerade in meinem Mund, und das trotz guter Mundhygiene, immer wieder schmerzhafte Geschwürbildungen stattfinden, will ich mein Denken autosuggestiv auf diesen Krankheitsherd lenken.

Ich mache mir klar, daß all die natürlich dort anwesenden Bakterien, Viren, Hefen und Pilze ein gesundes Klima schaffen und gesunde Schleimhäute und gesundes Zahnfleisch ermöglichen.

Zunächst ist also nichts Fremdes und Erschreckendes vorhanden. Der Mund ist ein wichtiges Kontaktorgan, und das nicht nur beim Sprechen.

Ich beiße, sauge, küsse mit dem Mund, führe mir also »Umwelt« zu, lasse sie an mich heran oder sogar in mich hinein.

Wenn mich dieser Gedanke, etwa geküßt zu werden, besonders erschreckt, kann sich hier der psychosomatische Schlüssel für meine dauernden Mundinfektionen verbergen. Wenn ich küsse oder mich küssen lasse, gebe ich etwas von mir hin und lasse eine intime Berührung zu.

Mag es sein, daß mein Mund ausdrückt, was ich innerlich fühle? Nämlich den Wunsch, unangetastet, als Individuum abgegrenzt zu bleiben, keinen Kontakt zuzulassen, der meine Gefühlswelt beeinflussen könnte? Spricht meine kranke Mundschleimhaut die Sprache der Abwehr?

Dann will ich dem auch Rechnung tragen.

Ich will vertrauensvoller, aufgeschlossener und optimistischer in die Zukunft sehen. Die schmerzhaften Stellen werden abheilen, wenn ich weniger ängstlich auf den nächsten Schub warte.

Vertrauen fassen

Ich habe Vertrauen in mich, meine Liebes- und Austauschfähigkeit, und das gesunde Gleichgewicht wird sich nicht nur auf meinen Mundschleimhäuten einstellen, sondern auch in meinem Leben.

Nervosität

Der nervöse Mensch, ein weiter Begriff für die Summe aller Einzelschicksale, die sich dahinter verbergen. Ein »nervöses Pferd« hat meistens Klasse – ein »nervöses Hemd« geht jedem auf den Geist. Schon hier wird die Ambivalenz der Nervosität sichtbar. Sie kann der Motor zu großen Taten sein, und sie kann einen Menschen ruinieren. Nervosität ist eine häufige Begleiterscheinung von sichtbaren und verdeckten Krisen.

Schwankungen im Hormonhaushalt, Magnesiummangel, Überfunktion der Schilddrüse sind bekannte Auslöser.

Es kommt zu Störungen wie Kopfschmerzen, Herzklopfen, Durchblutungsstörungen, Erbrechen, Durchfällen, häufigem Harndrang, Impotenz. Der nervöse Mensch neigt zu Verstimmungen, Erschöpfung, Schlafstörungen, und er reagiert überempfindlich auf Sinneseindrücke.

Am Begabten, am Künstler, bewundern wir das kreative, gestalterische Mitempfinden, am Unbegabten regt seine Erregbarkeit uns nicht an, sondern auf. So ist die Verteilung in der Welt. Ungerecht? Unser Gehirn nimmt viel mehr auf, kombiniert und verarbeitet es, als wir uns in den wachen Stunden unseres Lebens bewußt machen. Erkenntnis oder Schlüsselträume lehren es uns. Augen, Ohren, Nase und Nervensystem senden Botschaften ans Gehirn und empfangen Mitteilungen und Anweisungen vom Gehirn, von unserer Gedankenwelt.

So kann ein optischer Reiz eine Gedankenkette auslösen, wie ein gedanklicher Einfall uns zu genauerem Hinsehen veranlassen kann. Oft kommt es zu unerklärlichen Signalen, die wir nicht denken und dadurch nicht befolgen können. Diese Botschaften aber kreisen in allen Funktionen unseres Körpers und warten darauf, daß wir sie kraft unseres Denkapparates entschlüsseln.

An sensiblen, nervösen Künstlern bewundern wir die Fähigkeit, hinter die Kulissen zu sehen, das dort Sichtbare in Worte, Töne und Formen umzusetzen. Sie balancieren oft auf dem schmalen Grat zwischen einem ruhigen Leben und dem Absturz in dunkle Tiefen. Sie sind dünnhäutig, empfindsam und liebäugeln nicht selten mit dem Freitod.

Zeichen der Nervosität richtig sehen und deuten

Der nervöse Mensch kennt die Vorstufen solchen Empfindens, weil seine Sinne gereizt sind, er befindet sich in einer permanenten Krise. Wie der Künstler muß er zu einem Ausdruck finden, um leben zu können. Nervosität zeugt immer von noch nicht gefundenem Ausdruck, vom Suchen, von ungeklärten Fragen, der Angst, einen neuen Lebensabschnitt annehmen, sich selber neu definieren zu müssen.

In den Wechseljahren zum Beispiel leiden 20 bis 40 Prozent aller Frauen unter starker Nervosität, die Produktion des weiblichen Geschlechtshormons Östrogen wird langsam eingestellt, der Zyklus hört auf. Da aber im Hypothalamus, im Zwischenhirn, die Zentren für die Zyklusregulation und die Temperaturregulation dicht beieinander liegen, kommt es zu einer Reizübermittlung, die nun Hitzewallungen und Schweißausbrüche verursacht.

Leichte Östrogengaben, die aber über zehn Jahre gegeben werden müssen, können diesen Vorgang reversibel machen. Doch die Natur hat es nicht so vorgesehen. Wenn ich in diesem »Wechsel« bin, will ich mich innerlich darauf einstellen, daß ein ganz neuer Lebensabschnitt begriffen und gelebt werden will. Dann gehöre ich zu den 60 bis 80 Prozent der Frauen, die nicht unter nervösen Störungen leiden müssen. Regelmäßiger, auch mäßiger Alkoholgenuß, Entwässerungsmittel und Schlankheitskuren können Magnesiummangel verursachen, der wiederum Stimmungstiefs und Nervosität auslösen kann. Ich verzichte in diesem Fall auf die Auslöser und nehme Magnesiumtabletten. Ist der Mangel behoben, kann ich meinen Magnesiumbedarf etwa aus Getreideprodukten oder Nüssen decken.

Ich mache mir eine Liste, in der ich alles zusammentrage, was mich besonders aufregt. Habe ich mir zu viel vorgenommen? Oder fühle ich mich im Gegenteil unterfordert? Drehe ich mich quasi im Kreis und werde immer nervöser?

Um meine Nervosität in den Griff zu bekommen, gehe ich zunächst Situationen aus dem Weg, die mir auf die Nerven gehen. Dann aber arbeite ich an mir, um schrittweise gerade diesen Konfrontationen gewachsen zu sein. Dauerndes Weglaufen ist auch hier keine Lösung. Ich gestehe mir meine Ängste ein. Vielleicht muß ich mich beruflich weiterbilden, um angstfrei arbeiten zu können, vielleicht muß ich mich in der Familie durchsetzen und aussprechen, was mich stört? Oft ist es die Angst vor einer Entscheidung, die mich lähmt.

Leide ich unter Langeweile, bemühe ich mich um eine Strukturierung meines Lebens. Angebote gibt es genug, ich muß nur zupacken wollen. Bin ich in einem Prozeß, der mein Leben verändert, in einem Umbruch, erkenne ich meine Nervosität nicht nur als hemmend, sondern auch als Motor.

Das Leben strukturieren, Nervosität überwinden

Der Mensch hat immer den Wunsch nach Stabilität wie auch den Wunsch nach Veränderung in sich. Solange wir leben, pendeln wir zwischen diesen Polen. Im Krisenfall beobachte ich mich. Wenn meine Wünsche sich zu sehr in die eine Richtung manifestiert haben, gebe ich jetzt der anderen Raum. Auch der dauernde Wunsch nach Veränderung kann starr sein.

So wie ich im Wechsel von Tag und Nacht lebe, von Glück und Sorge, von Erfolg und Mißerfolg, will ich aktiv zupacken und mir dann eine Zeit der Besinnung zugestehen. Unser Nervensystem ist für beides ausgelegt. Wenn ich Herr meiner selbst bin, kann ich eine traurige Stimmung genau so schnell beenden, wie ich mir gute Laune verschaffe.

Nikotinabhängigkeit

Nikotin ist ein sehr starkes Gift. Die Höhe der giftigen oder tödlichen Dosis hängt von der Gewöhnung ab. Übelkeit, Schwindel, Zittern der Beine und Hände, manchmal auch Erbrechen zeigen die Rebellion des Körpers an.

Als ich anfing zu rauchen, merkte ich schon nach dem ersten Zug, daß ich dem Körper etwas Fremdes zuführte. Ich bekam Kreislaufstörungen und Durchfall.

Sich über Ursachen und Zusammenhänge klarwerden

Der Genuß der ersten Zigarette endet bei vielen mit Übelkeit und Erbrechen. Warum fangen wir trotzdem an zu rauchen? Einmal ist es der Nachahmungstrieb. Wenn ich mit anderen zusammen rauche, fühle ich mich in die Gemeinschaft aufgenommen. Der Wunsch, etwas in den Mund zu stecken und daran zu saugen, ist ursprünglich. Wir alle haben es am ersten Tag unseres Lebens getan und verlangen immer wieder danach.

Da Nikotin in kleinen Dosen erregend wirkt, kann es ein Gespräch beflügeln. In größeren Dosen wirkt es aber lähmend. Das geht so weit, daß es schon nach wenigen Minuten tödlich wirken kann – es kommt schnell zum Kollaps mit Bewußtlosigkeit, Krämpfen und Atemlähmung. Der Raucher bewegt sich nun aber immer auf dem feinen Grat dazwischen.

Ich führe dem Körper nur soviel Nikotin zu, wie er gerade vertragen kann. Wenn ich zuviel geraucht habe, schwöre ich mir, nie wieder eine Zigarette anzufassen. Nach einigen Tagen aber hat der Körper sich erholt, und die Zigarette ist dabei, es zu feiern.

Ich belüge mich also dauernd selbst. Ich will mit dem Rauchgenuß einen Genuß reproduzieren, mit anderen zusammengewesen zu sein, Gedanken ausgetauscht zu haben.

Die Zigarette ersetzt mir den Freund, die Freundin.

Der Raucher ist in Wirklichkeit sehr einsam mit seiner Zigarette. Ich will mich nicht mehr mit einer Zigarette trösten. Ich will Freundschaften und Liebe zu anderen jetzt in »vollen Zügen genießen«, ohne unbedingt eine Zigarette in der Hand, im Mund oder überhaupt zwischen uns zu haben, denn sie trennt uns. Ich baue das Rauchen ab. Ich denke mir eine Sperre in meinem Hals, die kein harter, kratzender, sinnloser Rauch mehr passieren soll. Wenn ich aus alter Gewohnheit nach der Zigarette greifen will, wird es unmöglich, da die Schwelle in meinem Hals unpassierbar ist.

Ich weiß, daß die Zigaretten noch nicht einmal schmecken, wie etwa guter Tabak duftet – auch das ist noch ein größerer Betrug –, dieses sinnlose »Zeug« inhaliere ich nicht mehr. Ich höre auf zu rauchen und löse mich vom Raucherbild. Der Raucher ist mir ab sofort fremd; ich empfinde ihn als Fremdkörper in einem Raum. Ich distanziere mich von allem, was ich daran schön fand. Es ist eine Illusion gewesen.

Ich freue mich auf die Tage nach der Umstellung, wenn die Entzugserscheinungen aufhören.

An Umkehr denken und sich darauf freuen

Ich werde morgens keinen quälenden Husten mehr haben. Das eklige Gefühl süßlicher Übelkeit will ich auch nicht mehr. Ich werde wieder lernen, Gerüche wahrzunehmen, die ich als Raucher, wie ein stark Verschnupfter, nicht bemerke.

Alles, was ich in den Mund schiebe, wird wieder viel differenzierter und besser schmecken, sobald die Geschmacksnerven sich vom Rauch erholt haben. Ich will die ganze Palette von Genüssen erfahren und einen klaren Kopf dazu, statt mich an den häßlichen, teuren Stengeln festzuhalten.

Die neue Lebensqualität genießen

Ohrenschmerzen

Unter dem Begriff der non-otogenen Otalgie (Ohrenschmerzen, die nicht im Ohr entstehen) sind viele Empfindungen zusammengefaßt, mit denen Patienten in die Sprechstunde des Hals-Nasen-Ohrenarztes kommen. Das

Ohrenschmerzen

Ohr ist »wie in Watte gepackt«, man hat ein Druckgefühl oder einen »Klotz im Ohr« oder sogar stechende Schmerzen wie bei einer akuten Mittelohrentzündung. Starker Juckreiz im äußeren Gehörgang, wenig oder stark eingeschränktes Hörvermögen, Klingen oder Sausen in den Ohren und Schwindel runden das Bild ab.

Bevor ich darüber nachdenke, woher diese Ohrenschmerzen rühren, lasse ich mich vom Arzt untersuchen, damit er organische Ursachen im Ohr oder der Nachbarregion ausschließen kann. Manchmal hilft eine Ohrenspülung, mich beschwerdefrei zu machen. Kann der Arzt mir aber nicht helfen, weil eigentlich alles in Ordnung ist, muß ich mir selber helfen. Ich leide an funktionellen Ohrbeschwerden.

Was aber funktioniert hier nicht?

Organisch ist alles in Ordnung. Zunächst höre ich auf, meine Ohrgänge zu reinigen, weil ich damit eine Menge zerstören kann. Das gesunde Ohr reinigt sich von selbst.

Habe ich dennoch einen »Klotz im Ohr«, weiß ich, daß es genauso ein Gefühl ist wie der »Kloß im Hals«, beide sind nicht vorhanden, und ich fühle sie dennoch. Einen »Kloß im Hals« habe ich, wenn mir zum Heulen zumute ist, einen »Klotz im Ohr«, weil ich zuviel oder zuwenig »um die Ohren habe« und mich so sehr mit den Empfindungen in meinem Kopfbereich beschäftige, bis sie fühlbar werden.

Was in meinem Leben will ich nicht hören? Warum glaube ich taub zu werden?

Ausschlafen und entspannen

Ich will meine Gedanken loslösen von dem nervösen Geschehen in meinen Ohren und bemerke auf diese Weise, wie gut ich wirklich höre, wenn ich ausgeschlafen, zufrieden und entspannt bin.

Wenn ich weiterhin dulde, daß ich in meinem Leben Streß, unterdrücktes Unglücklichsein überspiele, liefere ich mich all den Empfindungen aus, die mir mein Leben nicht mehr lebenswert erscheinen lassen, denn gleichzeitig mit den unangenehmen, lästigen Gefühlen in meinen Ohren leide ich unter Magenbeschwerden, Kopfschmerzen, Durchschlafstörungen und niedrigem Blutdruck, der morgens Schwindel verursacht.

Körperlich bin ich gesund, aber meine Seele ist es nicht, sie gibt all diese Signale, die mein Leben so traurig machen.

Wenn ich zu sehr eingespannt bin, will ich nun ganz bewußt Zeit für mich gewinnen, um meiner Seele die Ruhe zu geben, nach der sie verlangt. Ich will also kürzer treten, nicht all das, was ich als meine Pflichten mir »aufgehalst« habe oder »um die Ohren habe«, wie eine gut funktionierende Maschine erfüllen, sondern Ruhepausen einlegen, um Kraft zu schöpfen.

Ich will zu starke Lärmbelästigung ausschalten und meinen Nikotin- und Koffeingenuß einschränken, um das ewige Klingen in meinen Ohren abzustellen. Ich will mich nicht körperlich aufputschen, meinen Körper sich regenerieren lassen, um all diesen unangenehmen Empfindungen zu entgehen, die mich letztlich in die Depression treiben.

Bin ich in einer Lebenskrise, in der ich unter Antriebslosigkeit, gefühlsmäßiger Leere und tiefem Unglück leide, will ich mir außerhalb des bisherigen Zirkels, in dem ich meinen Tag verbringe, Betätigung und Bestätigung suchen. Meine Schmerzen werden dann von selbst verschwinden.

Wie Schmerzen von selbst verschwinden

Latente Angst kann sich in meiner Körperhaltung ausdrücken. Ist das bei mir der Fall? Ich prüfe es, indem ich die Schultern extrem hochziehe, bis sie die Ohren berühren, so verharre und sie dann fallen lasse. Jetzt habe ich die richtige, entspannte Haltung eingenommen.

Sind meine Schultern normalerweise hochgezogen? Halte ich die Halswirbelsäule besonders steif, wie eingefroren?

Da der Kopfwendermuskel vom großen Ohrnerv durchzogen wird, kann durch Myogelosen (Muskelhärte) der Ohrnerv gedrückt werden und einen unangenehmen Schmerz ins Ohr ziehen lassen, bei Rechtshändern meist ins rechte, bei Linkshändern ins linke Ohr. Diese Verspannungen behandle ich mit Entspannungsübungen, Wärme und Einreibungen.

Die Ohrregion wird von Nervenästen aus dem Halsnervengeflecht versorgt, aber auch von Hirnnerven. Es gibt also eine

Menge Reizleiter, in denen unter Streß und Über- oder Unterforderung Schmerzgefühle entstehen können.

Meinen Juckreiz im Ohr »vergesse« ich, statt ihn zu pflegen. So kann ich die überreizten Nerven am besten beruhigen.

Ich nehme mir vor, die Vögel wieder zwitschern zu hören, das heißt auf die schönen Geräusche der Außenwelt zu achten, statt mich meinen »Fehlgeräuschen« aus der Innenwelt auszuliefern.

Die wichtigen Dinge erkennen, Überflüssiges abschütteln

Ich überlege mir genau, was ich »um die Ohren haben« will und was ich leidend nur »ertrage«. Das will ich ändern, weil meine innere Ausgeglichenheit mir wieder wichtig wird. Ich will den Kopf wieder frei haben für die wichtigen Dinge des Lebens, statt ihn zwischen die Schultern zu ziehen und zu leiden.

Phobien

Nicht wenige Menschen werden gequält von panischer Angst vor bestimmten Lebewesen, Gegenständen oder Situationen, die anderen völlig harmlos erscheinen und die objektiv auch nicht gefährlich sind. Wissenschaftler nennen solche Ängste Phobien. Besonders verbreitet sind Tierphobien (Angst vor Haustieren, Schlangen, Fledermäusen, Spinnen), Angst vor engen Räumen, großen Plätzen, Menschenansammlungen oder Brücken sowie Höhen- und Flugangst. Die meisten Betroffenen meiden die für sie furchterregenden Dinge und Situationen, was nur allzu verständlich ist. Dadurch engen sie ihr Leben und ihre Erlebniswelt aber immer mehr ein und spüren gleichzeitig, daß die Angst trotzdem nicht schwindet, sondern sich eher noch verschlimmert.

Wenn ich zum Beispiel eine unerklärliche Angst vor Hunden habe, sammle ich Bilder von Hunden aus Zeitungen und Zeitschriften. Ich ordne sie in der Reihenfolge ihrer Gefährlichkeit, die »harmlosen« vorn, die furchterregenden hinten. Dann schaue ich mir das erste Bild an. Empfinde ich keine Angst mehr, nehme ich mir das zweite vor. Ich betrachte und studiere es, bis es mir ebenfalls vertraut ist und ich die Angst verliere. So »bearbeite« ich meine ganze Sammlung. Ist dieser Schritt geglückt, folgt der zweite: Ich suche mir in meiner Umgebung Menschen, die mir erlauben, ihren kleinen Hund einmal anzufassen, zu streicheln, auf den Arm zu nehmen. Danach versuche ich, auch vor einem größeren Hund, der mir auf der Straße begegnet, nicht wegzulaufen, sondern bei ihm stehenzubleiben. Dies wiederhole ich, bis ich merke, daß meine Angst sich durch die Gewöhnung und die positiven Erfahrungen deutlich verringert. Und wenn ich trotzdem vor einem knurrenden Riesenschnauzer noch Angst verspüre und am liebsten fortrennen möchte, so ist dies keine übertriebene Reaktion mehr, sondern eine ganz normale, wie sie jeder Mensch verspürt.

Sich schrittweise an das gewöhnen, was Angst macht

Ähnlich verfahre ich bei Situationsängsten, zum Beispiel der Höhen- oder Flugangst. Ich mache mir zunächst klar, daß die Sicherheitsquote beim Fliegen viel höher ist als beim Autofahren. Und nun gehe ich umgekehrt an das Problem heran. Ich sage mir: Was kann mir schon passieren? Im schlimmsten Fall breche ich mir das Genick. Aber nach dem Zitat von Erich Kästner: »Wird's besser? Wird's schlimmer? So fragen wir jährlich. – Sein wir doch ehrlich: Das Leben ist immer lebensgefährlich«, müssen wir alle einmal sterben. Also, was soll's? Dies schafft einen gewissen Gleichmut, den es noch weiter zu trainieren gilt.

Gleichmut trainieren

Ich benutze nicht mehr den Lift, sondern die Treppe. Ich halte mich am Treppengeländer fest und schaue hinunter. Immer nur so lange, bis ich gerade keine Angst mehr habe. Ich spüre, wie langsam ein Sicherheitsgefühl in mir wächst.

Um diesen Zustand zu erreichen, braucht man zwei Voraussetzungen: ein großes Grundsicherheitsgefühl, das auf der Erkenntnis beruht: Im Grunde kann mir nichts passieren. Und eine Erfahrungssicherheit, die auf dem Wissen basiert: Ich habe ja alle möglichen Situationen erlebt, und es ist mir nichts passiert, ich bin erprobt und erinnere mich an meine günstigen Erfahrungen.

Und falls dann doch wieder negative Vorstellungen auftauchen: Na und? Was kann Schlimmeres eintreten als das Schlimmste? Und das tritt sowieso eines Tages ein. Wer diesen Gesichtspunkt konsequent berücksichtigt, wird kaum noch unbegründete Angst haben.

Wie sich ein Gefühl der Sicherheit einstellt

Eine gute Hilfe ist es auch, wenn ich mich mit meiner Phantasie oder Vorstellung Schritt für Schritt an die furchtauslösende Sache oder Situation herantaste, sie in Gedanken durchspiele, bis sich ein Gefühl der Sicherheit einstellt. Dies hat sich besonders bewährt bei Ängsten vor etwas, das ich nicht betasten und sehen kann, zum Beispiel vor wilden Tieren und Krankheiten.

Platzangst

Viele Menschen haben Angst davor, Straßen oder Plätze zu überqueren, eine besondere Form der Phobie. Meistens sind es Frauen zwischen 20 und 40 Jahren. Ist das Krankheitsbild einmal manifestiert, treten körperliche Reaktionen ein, wie Blutdrucksteigerung, Pulsbeschleunigung, Schwitzen und Schwindel. Um diesen physiologischen Reaktionen auszuweichen, vermeiden sie, freie Plätze zu überqueren, nehmen Umwege in Kauf und gewöhnen sich immer mehr an eine Vielfalt von Ausweichmanövern.

Ich leide an *Agoraphobie* (Platzangst). Ich erleide Schwächeanfälle, wenn ich freie Plätze oder menschenleere Straßen überschreite. Ich habe Zwangsbefürchtungen und weiß nicht wovor, denn was kann mir schon geschehen? Mein Bewußtsein erkennt die Unsinnigkeit, meine Angst ist grundlos, aber ich kann sie nicht verdrängen. Liegt der freie Platz vor mir, bin ich gezwungen, ihn zu betreten und zu überqueren, laufen die Vorgänge in meinem Körper ab, und ich bin ihnen hilflos ausgeliefert.

Also ist es ganz klar, daß ich im Lauf der Zeit Plätze meiden gelernt habe, um nicht in Panik zu geraten und diesen schrecklichen Angstgefühlen ausgeliefert zu sein.

Auch auf Höhenstraßen fühle ich mich ungeschützt, selbst wenn sie breit und gut befestigt sind.

Meine Phobie ist nur eine von vielen. Andere Menschen geraten in Aufzügen und Tunnels in Panik. Ich habe also meine Vermeidungstaktik ausgebaut. Habe ich es wieder einmal geschafft, einen Platz zu umgehen, habe ich ein kleines Gefühl des Sieges. Die Angstzustände sind ausgeblieben. Aber ist das ein Sieg? Will ich mich mein Leben lang an Häuserwänden entlangdrücken und Umwege auf mich nehmen?

Ich weiß, wie unsinnig das ist. Meine Platzangst gehört wie die anderen bekannten Phobien zu den Urängsten des Menschen. Meinen frühen Vorfahren haben sie das Überleben ermöglicht. Damals war es nicht klug, ohne Begleitung über eine Lichtung zu gehen, man wurde von seinen Feinden gesehen, ohne sie zu sehen und sich auf die Gefahr einstellen zu können. Aber heute?

Ich muß in einer Konfliktsituation gewesen sein, als meine Seele begann, eine Ersatzangst auszuwählen, in meinem Fall die Agoraphobie. Vielleicht war es Angst vor Versagen in der Schule, Angst vor Verlassenwerden vom Partner oder Angst vor einer wichtigen Entscheidung. Meine Angst verlagerte sich, wie mir meine Körperreaktionen zeigen, wenn ich einen Platz überquere.

Im Lauf der Zeit bekamen alle meine Ängste das Etikett »Platzangst«, die sich verselbständigte und massive körperliche Reaktionen zeigte. So begann ich, sie als real zu empfinden – und auch zu schätzen? Denn die Angst hielt mich davon ab, über vieles nachzudenken, was ich in meinem Leben hätte ändern sollen.

Ich kann nur mit einer schützenden Begleitperson über einen Platz gehen, wie der Urmensch in seiner Gruppe. Dieses Bild soll mir zu denken geben. Ich will mich jetzt von meiner Phobie befreien. Dazu mache ich einen Plan. Ich suche mir einen Platz aus und beginne mit meiner eigenen Desensibilisierung. Ich bin überempfindlich und will diese Überempfindlichkeit jetzt verlernen, genauso wie ich sie gelernt habe. Zunächst gehe ich mit einem Freund oder einer Freundin. Ich erzähle ihnen, worum es

Desensibilisierung ist unerläßlich

Platzangst

geht, da es wichtig ist, nichts zu überdecken, sondern umzulernen. Ich spreche über meine Empfindungen und bemerke gleichzeitig, daß sie erträglich sind.

Später überquere ich kleinere Segmente des Platzes (ich muß ja zunächst nicht die ganze Breite bewältigen). Ich registriere meine Körperfunktionen, ohne in Panik zu geraten, denn habe ich das andere »rettende Ufer« erreicht, beruhige ich mich wieder. Ich mache mir einen Plan und übe häufig. Das ist wichtig, um einen Erfolg zu erringen. Alles Unbekannte ist erschreckend, Bekanntes wird als einfach empfunden, und um Empfindungen geht es hier. Am »Ziel« angekommen, darf ich mir eine Belohnung gönnen, vielleicht unternehme oder kaufe ich etwas, was mir besondere Freude macht. Außerdem denke ich mir eine Strafe aus, wenn ich meinen Trainingsplan nicht einhalte. Es würde alles zunichte machen, denn bei jedem geglückten Überqueren einer Straße oder eines Platzes läßt die Angst ein wenig mehr nach, bis sie verschwunden ist. Unterbreche ich meinen Übungsplan, kann die Angst sich wieder aufbauen.

Kleine Freuden durch Selbstbelohnungen

Gleichzeitig registriere ich meine Gedanken vor, während und nach meiner »Tat«. Ich durchleuchte sie und stelle sie in Frage. Was kann mir geschehen?

Werden die Gedanken zu quälend, baue ich mir Stoppsignale ein. »Du bist nicht im Urwald, du wirst nicht angegriffen.« Zunächst werden meine Angstreaktionen nicht verschwinden, aber jedesmal ein wenig später und schwächer auftreten. Das ist der erste Schritt zum Erfolg.

So wie ich mich an die Angst gewöhnt habe, gewöhne ich sie mir jetzt ab. Ich muß meine Angst vom Reiz, der sie auslöst, dem freien Platz, abkoppeln. Jeder Mensch hat Angst und muß damit leben und fertig werden, aber mein Herzklopfen und Schwitzen darf und wird in der Zukunft nicht mehr von einer breiten Straße ausgelöst werden können. Ich werde Plätze überqueren können wie alle anderen auch und mit Genugtuung meinen ruhigen Puls fühlen. Zur Belohnung drehe ich um und überquere den Platz ein zweites Mal. Ich erkenne, daß ich der Herr über meinen seelisch-körperlichen Zustand bin, wenn meine Gedanken zwischen wirklichen Gefahren und antrainierten Vermeidungsriten zu unterscheiden gelernt haben, die ich mir jetzt genauso abtrainiert habe.

Prostataleiden

Störungen, wie bei Blasenschwäche beschrieben, finden wir zwar vorwiegend bei Frauen, aber auch Männer leiden unter ähnlichen Symptomen.

Die Prostatopathie, chronische, abakterielle Prostatitis, ist die klassische psychosomatische Erkrankung des Mannes. Er registriert Druckgefühl im Dammbereich, Schmerzen in der Leistengegend, die bis in die Hoden ausstrahlen können, vermehrten Harndrang und Brennen in der Harnröhre. Besonders zwischen dem 35. und 40. Lebensjahr leiden viele Männer unter diesen Beschwerden.

Die meisten Patienten zeigen aber keine krankhafte Vergrößerung der Vorsteherdrüse. Die Patienten erleben jedoch Libidoverlust, Erektionsstörungen und Schmerzen bei der Ejakulation.

Symptome einer psychosomatischen Erkrankung erkennen

Wenn sie überhaupt zu bewegen sind, einen Urologen aufzusuchen, geben sie diesem meistens keine Chance, mit ihnen ins Gespräch zu kommen. Sie öffnen sich nicht, warten auf einen handfesten Befund, und wenn der Arzt damit nicht dienen kann, ziehen sie sich in das Netz von Selbstwertverlust, Potenzstörung und Leid zurück, in dem sie sich gefangen haben und aus dem sie keinen Ausweg sehen.

Sie neigen zu Passivität, sehen sich zunehmend unattraktiv, betrachten argwöhnisch ihre Sexualität als etwas Krankmachendes, unterdrücken diesbezügliche Wünsche bis zur Selbstaufgabe und haben, so festgefahren, kaum noch die Möglichkeit, ihr Leben glücklich zu leben.

Sie entfernen sich immer weiter von ihrer Potenz und Lebenskraft und werden zu abwehrenden Einzelgängern, ob sie nun allein leben oder nicht.

Prostataleiden

Die Prostata ist ein walnußgroßes Organ aus glatter Muskulatur, das die männliche Harnröhre umgibt. Das Prostatasekret aus 30 bis 50 Einzeldrüsen wird bei der Ejakulation dem Samen beigemischt. Bei einer krankhaften Vergrößerung der Prostata kommt es zu Harnentleerungsstörungen. Eine Vergrößerung kann der Arzt feststellen und beheben.

Bei der chronischen Prostatitis ist keine Vergrößerung der Vorsteherdrüse zu tasten, und die Beschwerden, wie Miktionsstörungen (Blasenentleerungsstörungen), werden dennoch beschrieben.

Keine Furcht vor klärenden Fragen

Ich sehe ein, daß der Urologe da nicht weiterhelfen kann, es sei denn, ich öffne mich wirklich für ein Gespräch, das mein gesamtes Mannsein und Selbstverständnis einschließt, und wechsle den behandelnden Arzt nicht ständig, um diesem Gespräch aus dem Weg zu gehen. Ich gebe zu, daß auch auf mich die triviale Weisheit von der Einheit von Körper und Seele zutrifft. Ich will nicht weiter vor klärenden Fragen meiner Frau, meiner Freundin, meiner Ärzte flüchten, sondern mich der Heilung des Körpers durch die Seele stellen.

Ich habe mich innerlich bereits abgeschrieben, ich zweifle an meiner Männlichkeit, die anderen Männern, wie ich höre und sehe, doch eher Freude als Leid bringt, ja sogar denen, die eine Drüsengeschwulst an der Prostata (Prostataadenom) haben. Sie leiden nicht unter Libidoverlust oder dem Verlust der Fähigkeit zum Beischlaf *(Potentia coeundi)* – *ich* aber leide subjektiv unter den Symptomen.

Ich suche mir etwas körperlich Greifbares, um meinen Trieb nicht ausleben zu können. Ich bevorzuge die Krankheit. Was aber geschieht mit dem Trieb?

Ich kämpfe mit meinem Sexualtrieb wie mit den Ärzten, und der Verlierer bin immer nur ich. Ich ziehe mich auf meine Schmerzen zurück, die ich objektiv betrachtet gar nicht haben kann, und verteidige sie auch noch gegen jedes Angebot einer Heilungschance.

Will ich wirklich so weiterleben? Habe ich meinen Vater als negatives, nicht nachzuahmendes Leitbild empfunden? Wehre ich mich also dagegen, so zu werden wie er, ein Mann, ein Vater? Ist da etwas an meinem Stolz, ein Mann zu sein, zerbrochen, ein Mann mit vitaler Kraft = Potenz? Habe ich Konflikte mit meiner Partnerin, lehne ich sie vielleicht unbewußt ab?

Es gibt eine Reihe von Prostatamitteln, die den Druck vom Genitalbereich nehmen, die Miktion erleichtern und mir die Gedanken frei machen. Aber heilen muß ich mich selbst. Ich will nicht weiterhin als vergrämtes, männliches Mauerblümchen herumwandern, bis ich äußerlich auch dem Bild ähnlich bin, das ich innerlich von mir habe.

Ich will lernen, mir selber zu gefallen, an meiner Haltung, Kleidung, am sprachlichen Ausdruck arbeiten, mich verändern. Ich will meinen Geiz, mein Mißtrauen ablegen und Austausch mit den Menschen um mich beginnen. Ich will loslassen, um meine Blasenentleerung genauso genießen zu können wie den Samenerguß.

Zu sich stehen, lernen, sich zu gefallen

Der Penis mit der Prostata ist das stärkste Kontaktorgan zum anderen Geschlecht.

Ich nehme meine Rolle als Mann und erfülle mir die sich daraus ergebenden Wünsche, Triebe und Forderungen der Umwelt. Ich bin nicht krank, sondern stark und potent wie die anderen auch, wenn ich meinen Keuschheitsgürtel aufschließe, den mir nicht etwa eine eifersüchtige Frau angelegt hat, sondern ich ganz allein, in jahrelanger mühsamer Arbeit, bei der ich das Lachen fast verlernt habe.

Reisekrankheit

Bilder, die schneller als gewohnt an uns vorüberziehen, eine holprige Straße, die sich in Kurven mal links, mal rechts windet, ohne daß wir uns rechtzeitig darauf einstellen können, erzeugen in uns ein Gefühl der Unsicherheit, als würden wir von einem Kettenkarussel durch die Luft

Reisekrankheit

geschleudert und verlören die Orientierung. So kann es schon bei einer Reise mit dem Auto oder Bus zu Übelkeit, Schwindel, Erbrechen kommen.

Viele Menschen verzichten auf Flugreisen, weil die Angst vor dem totalen Ausgeliefertsein in der Luft für sie überwältigend ist. Sie können weder auf einen geglückten Start noch auf eine sichere Landung vertrauen, und die Zeit dazwischen ist grausame Folter.

Objekte bewegen sich plötzlich mit großer Schnelligkeit auf mich zu und an mir vorbei, ich verliere jede Orientierung in Zeit und Raum. Empfinde ich dabei Angst, so ist das völlig normal.

Aber ich gewöhne mich langsam daran, und jedem Kind in unserem Land ist eine Autofahrt nichts Unbekanntes mehr. Die meisten Kinder und Erwachsenen besteigen gern ein Flugzeug, genießen es, den Flughafen von oben zu sehen und über Wiesen, Wälder und Städte zu fliegen.

Nur bei sehr schwerem Seegang wird wohl jedem übel, und er muß sich erbrechen. Erbrechen ist das Hauptsymptom der Kinetosen (Bewegungskrankheiten). Sie entstehen durch schnelle passive Veränderung des Gleichgewichts, durch die Unfähigkeit, schnell am Auge vorüberziehende Gegenstände zu fixieren, und durch psychische Erregung. Ich weiß nun aber, daß sehr vielen anderen Menschen diese Bewegungen nichts ausmachen. Also will ich mich selbst betrachten, mich erforschen und mir ein Lernprogramm vornehmen.

Ein Lernprogramm erstellen

Wird mir schon bei einer Autofahrt übel, frage ich mich, ob es womöglich an meinem Unwillen liegt, das Haus zu verlassen, die lange Zeit auf der Straße zu verbringen oder das Ziel zu erreichen. Vielleicht will ich in meiner heimischen Ruhe nicht gestört werden, langweile mich während der Fahrt oder will die Person am Ende des Weges nicht sehen? Wird mir schon schlecht bei dem Gedanken?

Wenn ich Tabletten einkaufe, um eine Reise zu überstehen, stehe ich keinesfalls zu dieser, und das ist der Haken, an dem ich zappele. Wie immer liegt die Lösung in mir. Ich will mich zuerst mit meiner Reise identifizieren, danach mit den Vorbereitungen und endlich mit dem Verkehrsmittel beschäftigen. Ich bin als Mensch darauf ausgelegt, Neues, Ungewohntes, Unbekanntes erleben zu wollen und erleben zu können, und gleichzeitig bestrebt, an dem, was ich kenne und gewohnt bin, festzuhalten. In dieser Spannung stehe ich, solange ich lebe.

Wenn ich in meinem Leben versuche, alles, so gut es geht, unter Kontrolle zu behalten, und mich nur dann wohl fühle, kann der Gedanke, den Boden unter den Füßen zu verlieren wie beim Fliegen, mich schon in Ängste stürzen, auf die mein Körper mit Übelkeit, Erbrechen, Hitze- und Kälteschauern reagiert.

Ich weiß aber, daß es ein schönes Gefühl ist, im Glückstaumel über dem Boden zu schweben. Ich stelle mich also bewußt dem Gefühl, wenn ich den Boden verlasse. Ich sehe hin, statt wegzusehen; gebe mich entspannt hin an das Rollen, das Schnellerwerden, Abheben und Steigen der Maschine, als wär's ein Teil von mir. Ich will im Moment meinen Körper nicht so wichtig nehmen und meinen Sinnen den Genuß eines Erlebnisses und einer neuen Perspektive nicht versagen. Ich will nicht abschalten, sondern mich ganz und gar einschalten, das Unbekannte als eine neue Variante meiner Erlebnisfähigkeit ernst nehmen. Ich will mir selber größere Dimensionen zutrauen, als es bisher der Fall war.

Hinsehen statt wegsehen

Ich fühle mich frei in meinen Gedanken und damit sicher. Unsicher und ängstlich bin ich immer, wenn ich in meinen Gedanken etwas abblocke.

Ich bin aber immer wieder aufgefordert, im Augenblick, nicht in der Vergangenheit oder Zukunft zu leben. Also spüre ich jetzt bewußt, wie die Angst von mir abfällt und ich mich hingeben und genießen kann. Am Ziel wird sich dann das von selber lösen, was am Ziel zu lösen sein wird.

Mir wird klar, daß Reisefieber und Reisekrankheit bei mir schon lange vorher einsetzen, weil die Reise wie ein unüberwindlicher Berg vor mir zu liegen scheint. Ich lerne jetzt, das Problem Schritt für Schritt zu lösen, indem ich mich auf jeden Schritt konzentriere.

Rheumatismus

Die chronische Polyarthritis ist eine entzündliche Allgemeinerkrankung, die sich mit unvorhersehbarem Verlauf (oft in Schüben) vor allem in den Gelenken manifestiert. Ein Prozent der Bevölkerung in den nordeuropäischen Ländern erkrankt an chronischer Polyarthritis, Frauen doppelt so häufig wie Männer. Meistens entwickelt sich die Krankheit schleichend innerhalb von Monaten, es gibt aber auch den akuten Krankheitsbeginn innerhalb von Tagen. Man stirbt nicht an dieser schmerzhaften Krankheit; beängstigend ist sie jedoch, weil sich bei 40 Prozent der Patienten eine starke Bewegungsunfähigkeit einstellt, 5 bis 10 Prozent werden schließlich an den Rollstuhl oder das Bett gefesselt sein. Stetige Angst vor der Zukunft begleitet also den Kranken.

Die Ursachen sind noch unbekannt, die Kosten für die Krankenkassen immens. Wenn diese Erkrankung mit Therapien oder Medikamenten geheilt oder zumindest gelindert werden könnte, wäre ich schon zufrieden. Leider ist das nicht der Fall.

Die schmerzhaft verlaufende Erkrankung an Gelenken, Muskeln, Bändern und Sehnen macht mich unglücklich und mein Leben oft nicht mehr lebenswert. Manchmal stellen sich rheumatische Neuralgien ein. Die schmerzenden Gelenke werden dick, unbeweglich und steif. Nicht nur die Schmerzen, sondern auch die Vorstellung gänzlicher Unbeweglichkeit rauben mir nachts den Schlaf. Schwache und starke Rheumamittel haben nicht geholfen, eher die berechtigte Furcht vor Magenbluten verstärkt. Die Menschen, die mit mir zusammenleben, haben schon geäußert, ich hätte mich verändert. Ich weiß, daß längere Einnahme von modernen Rheumamitteln eine Persönlichkeitsveränderung mit sich bringen kann.

Wie aber entstehen diese komplexen Krankheiten? Man nimmt an, daß verschiedene Faktoren beteiligt sind, zum

Beispiel Infektionen der oberen Luftwege, Zahnwurzelvereiterungen, Allergien oder vegetativ-hormonale Störungen. Eine eindeutige Ursache und Therapie gibt es nicht. Ich muß also mit meinem Leiden allein fertig werden. Und mit meinen Gedanken. Die klassische Psychosomatik Alexanders (1977) beschreibt sie als eine psychosomatische Erkrankung. Auch der symmetrische Befall kleiner Gelenke deutet auf seelische Ursachen hin (Thure von Uexküll, Psychosomatische Medizin).

Es ist schwierig, bei dieser schmerzhaften Krankheit mit erschreckender, bedrohlicher Zukunft eine fröhliche, entspannte Stimmung zu behalten. Aber ich will dennoch versuchen, mich von der schlimmen Aussicht gedanklich zu befreien und Mut zu fassen. Ich will mich nicht geschlagen geben, sondern kämpfen, mich in die Welt ausstrecken, statt abzusterben und zu verkümmern. Meine seelische Verfassung ist der Dreh- und Angelpunkt. All das, was die Krankheit mir vor Augen führt, mein Verkümmern, meine nachlassende Flexibilität, meine immer begrenztere Lebensfreude, lasse ich nicht wahr werden, wenn ich eine beschwerdefreie Zukunft haben will. Dieses ist die Forderung, die ich an mich stelle.

Ich versuche, mich gedanklich zu befreien

Habe ich schon vor Ausbruch der Krankheit Züge an mir festgestellt, die jetzt durch die Krankheit wie in Gießharz eingegossen deutlich werden? War ich vorher wirklich so lebensfroh, vertrauensvoll, offen, optimistisch, etwa wie ein junger Baum, der seine Zweige weit ausstreckt und Knospen und frische Blätter trägt, ganz und gar lebendig ist?

Oder hat meine seelische Lage schon angedeutet, was sich jetzt bewahrheitet? War ich im Gegenteil sehr kontrollbewußt? Mir selbst, meinen Wünschen und auch meiner Umwelt gegenüber? Habe ich mich über optimistische, sich ausstreckende Menschen gewundert, geärgert, ja sie zu kontrollieren versucht, statt es ihnen gleichzutun? Habe ich von vornherein jede Hoffnung auf menschliche Expansion in mir abgetötet und so meinem Leiden – letztlich der Unbeweglichkeit – seelische Nahrung gegeben?

Ich will darüber nachdenken. Ich will lernen, mich auszustrecken, vertrauensvoll und voller Hoffnung in die Zukunft zu

Hoffnung und Kraft aus sich selber schöpfen

sehen und hoffnungsvoll für die Zukunft zu leben. Es lohnt sich auf jeden Fall. Hoffnung und Gesundheit für die Zukunft schöpfe ich aus mir selbst.

Rückenschmerzen

Schmerzen im Bereich der Wirbelsäule resultieren fast immer aus Spannungszuständen zwischen den Rückenwirbeln, die nicht nur körperlichen Ursprungs sind. In ihnen drückt sich eine seelische Beanspruchung aus, die als Überlastung empfunden wird. Je nachdem, ob wir uns den Belastungen entwinden oder uns übermäßig gegen sie wehren, zieht sich das Netz der Verspannung über den ganzen Rücken und strahlt auch in andere Körperbereiche aus.

Es gibt Tätigkeiten, zum Beispiel das Aufziehen schwerer Schubladen bei stets einseitiger Drehung, die sich in Schmerzen der Schultern manifestieren können. Es wird schwierig sein, dagegen etwas zu unternehmen.

Aber genau so gut kann ich mir »Krankheiten mit dem Rheumasymptom« in der Freizeit zuziehen. Ich wäge also ab, was mir das Tennisspielen wert ist, und nehme je nachdem den Tennisarm, die Schulter- und Rückenschmerzen in Kauf oder übe den Sport nicht mehr aus. Sehr viel häufiger führt eine allgemeine Unfähigkeit zur Entspannung auch diese Schmerzen herbei.

Entspannung ist unerläßlich. Wie sie zu gewinnen ist

Ich versuche es also mit muskulären Entspannungsübungen. Ich strecke mich auf dem Rücken liegend auf einer möglichst harten Unterlage aus, wobei ich mir ein dickes Kissen unter die Kniekehlen schiebe. Wenn ich den Arm hebe, fällt er nicht schlaff herunter, womit ich mir den Grad meiner Verspannung beweise. Das ist wichtig, weil ich sonst glaube, ich wäre bereits entspannt. Jetzt schließe ich die Augen und lasse passiv alles geschehen. Ich atme aus und falle tief in mich hinein. Dann spanne ich von unten beginnend alle Muskeln des Körpers (Füße,

Beine, Bauch, Hände, Arme, Schultern, Hals, Gesicht) an und lockere sie dann wieder, wobei am Ende ein wohliges »Sichfallenlassen« eintritt. Nutzt das nichts, oder lehne ich es sogar bewußt ab in der Meinung, daß bei mir ein »bewiesener Bandscheibenverschleiß« vorliegt, muß ich mit meiner Selbsttherapie noch ein wenig weitergehen.

Ich mache mir klar, daß ich mir nur einrede, es handle sich um schicksalhaften Verschleiß; ich will mir nicht eingestehen, daß ich »kein Rückgrat habe«, wie es in unserer Zeit und Zivilisation so nötig ist. Die Priorität, die wir dem Herzeigen von Rückgrat geben bei gleichzeitiger Unterdrückung des Wunsches, einen runden Rücken zum Streicheln bereitzuhalten, führt zu den Spannungen und Verspannungen, die in verheerendem Ausmaß ein Großteil der Bevölkerung zu betreffen scheinen.

Ich mache da nicht mehr mit. Ich weiß, daß die Massage einer einfühlsamen Krankengymnastin, mit der ich auch spreche, Wunder wirkt. Dieses Wissen weite ich jetzt aus. Mein Rücken ist nicht mehr hart und steif, sondern biegsam und elastisch, ich laufe nicht weiterhin herum, als hätte ich einen Stock verschluckt, ich finde es lächerlich, eine stramme Haltung vorzutäuschen, wenn ich mit einer beruflichen oder häuslichen Aufgabe nicht klarkomme. Ich will nicht mein »Kreuz« vorwurfsvoll leidend tragen. Denn dieses äußerliche »Heldensignal« kann ich nur abgeben, während ich vor Wut und Aggression mit den Zähnen knirsche und die davon ausstrahlende Verbissenheit sich durch alle Muskeln des Körpers fortsetzt, bis ich ein einziges Drahtgeflecht bin.

Ich werfe das Korsett, das ich mir selbst angelegt habe, ab und gebe mich körperlich, geistig und seelisch hin: an einen Menschen, ohne ihn beherrschen zu wollen, an geistige Einflüsse, die mich in meiner festgefahrenen Arbeit wieder beweglich machen können, an jede Art seelischen Erlebens, weil ich nicht mehr wie der Fliehende die Schläge auf den Rücken erwarte, sondern ab heute, wenn überhaupt, auf die offen dargebotene Brust.

Das selbstgeschaffene Korsett abwerfen

Schlafstörungen

Die Angst, wieder nicht schlafen zu können, ist schlimm. Entweder liegt man lange wach, oder man wacht zu früh auf. Manche stehen morgens auf und glauben, die ganze Nacht kein Auge zugetan zu haben. Dieses Gefühl kann ebenso quälen wie die zahllosen einsamen Nachtstunden, in denen der Schlaf ausbleibt.

Der Schlaf ist ein natürliches Bedürfnis. Wenn ich lange Zeit am Schlafen gehindert werde, sterbe ich. Das ist bewiesen. Da mich aber niemand am Schlafen hindert, wird er auf natürliche Weise zu mir kommen, wenn ich nicht verbissen darauf warte.

Vielleicht gefällt mir etwas an meinem Schlafzimmer nicht. Dann räume ich es um. Vielleicht helfen dickere Vorhänge an den Fenstern oder neue Bett- und Nachtwäsche aus Baumwolle. Ich mache mir meinen Schlafplatz so gemütlich wie möglich.

Ich freue mich auf die Zeit, in der ich im Dunkeln im Bett liege und noch nicht eingeschlafen bin. Endlich habe ich mal Zeit, ungestört vor mich hin zu träumen. Ich will gar nicht einschlafen, sondern diesen Zustand genießen.

Ich frage mich: Nehme ich zum Beispiel Appetithemmer oder koffeinhaltige Tabletten oder Säfte ein? Trinke ich noch spät Kaffee oder Tee? Sehe ich spät noch aufregende Filme? Wenn das so ist, muß ich mich natürlich nicht wundern, wenn ich nachts nicht zur Ruhe komme.

Ich muß also zunächst einmal alle Aufputschmittel weglassen, um nachts auf natürliche Weise schlafen zu können. Mein Körper kann den normalen Rhythmus nur einhalten, wenn ich diesen nicht störe. Ich lasse darum alles weg, was mich spät noch aufregen oder aufputschen könnte, mache statt dessen abends einen Spaziergang an der frischen Luft und warte einige Tage geduldig ab, bis der gesamte Organismus zur Ruhe kommt und ich zu meinem wohlverdienten Schlaf finde. Wenn ich mich sogar dabei ertappe, schon am Tage zu jammern, daß ich abends nicht schlafen können werde, mache ich auch etwas falsch. Diese fixe Idee muß ich loswerden. So darf meine Schlaflosigkeit keinesfalls zum bestimmenden Thema meiner Gedanken im Wachzustand werden.

Fixe Ideen loswerden

Ich frage mich also: Warum nimmst du dich und deine Schlaflosigkeit eigentlich so wichtig? Habe ich wirklich Sorgen, deren Bewältigung mich nachts nicht schlafen läßt? Dann, und nur in diesem Fall, bitte ich einen Arzt um Tabletten und eine genaue Anweisung, damit dieser Zustand, dieser Teufelskreis durchbrochen werden kann; ein gesunder, ausgeschlafener Mensch wird mit allem Leid besser fertig und sucht und findet dann auch Auswege.

Diese Methode wende ich aber nur kurze Zeit an. Denn wenn ich längere Zeit Schlafmittel einnehme, muß ich dafür später erst recht mit Schlaflosigkeit zahlen. Das will ich also gar nicht ins Auge fassen.

Und nun mal Hand aufs Herz: Schlafe ich wirklich die ganze Nacht nicht? Das ist selten wahr, vielmehr kommen mir die Minuten, in denen ich nachts wach liege, besonders lang vor. Zwischendurch schlafe ich aber immer, wenn vielleicht auch nicht besonders tief. Ich will mich nun aber nicht mehr bemitleiden, sondern ich sage mir: Viele Menschen arbeiten nachts, also lese ich eben oder höre Musik, ordne Fotos oder andere Sammlungen, mache Handarbeiten – und wenn ich dabei im Sessel einschlafe, ist das auch in Ordnung. Der Schlaf kommt bestimmt, um den brauche ich mich nicht zu kümmern. Ich kann auch noch etwas ganz Paradoxes tun: Ich nehme mir vor, auf gar keinen Fall einzuschlafen. Ich ruhe ja, und das ist genug. Ich liege in meinem Bett und freue mich darüber, daß ich keine Schmerzen habe. Denn viele Menschen liegen zur selben Zeit im Krankenhaus oder zu Hause und haben schreckliche Schmerzen auszuhalten. Ich hingegen habe es gemütlich in meinem Bett und lasse die Nacht behutsam an mich heran. Schön ist das. Ich will diesen Zustand genießen. Gerade wenn ich am wenigsten schlafen will, gelingt mir dies am leichtesten. Ich probiere es von heute an.

Der Schlaf kommt bestimmt – Zuversicht gewinnen

Schüchternheit

Schüchternheit ist ein weitverbreitetes Problem, das viele Menschen im Umgang mit anderen behindert, ja sie sogar ganz vom Kontakt zu anderen fernhält. Der Schüchterne ist ängstlich, er traut sich nicht zu, eine Unterhaltung zu beginnen, sich zu Wort zu melden, seine Meinung zu äußern oder Kritik zu üben. Er scheut davor zurück, Aufmerksamkeit zu erregen, und hält sich lieber als Mauerblümchen am Rande des Geschehens. Schon beim bloßen Gedanken an bestimmte Begegnungen verspürt der Schüchterne körperliche Signale wie Schwitzen, Erröten, erhöhten Puls- und Herzschlag, trockenen Mund, Zittern ..., sein körperliches Unbehagen steigert sich so sehr, daß er der bevorstehenden Zusammenkunft lieber gleich aus dem Weg geht.

Um meine Schüchternheit in den Griff zu bekommen, muß ich mich zunächst einmal mit meiner eigenen Person auseinandersetzen. Wie häufig beschäftigen mich Gedanken der Unzulänglichkeit und Unzufriedenheit: »Ich bin dafür zu dumm; bin zu häßlich, um jemanden kennenzulernen; ich werde einen schlechten Eindruck machen; die anderen werden über mich nur lachen.« Gerade diese abwertenden Gedanken muß ich aber abschaffen, ich muß erst einmal mit mir selbst zufrieden sein, mich akzeptieren, bevor ich die Angst vor anderen Menschen verlieren kann, bevor mich diese akzeptieren.

Vorzüge erkennen und stolz darauf sein

Ich stelle mich vor den Spiegel und betrachte mein Äußeres. Ich entdecke meine Vorzüge und versuche, diese ganz bewußt zu unterstreichen. Nur wenige Menschen sind vollkommen; hübsche Augen, ein nettes Lächeln machen einen Menschen schon liebenswert. Ich mache diese Übung, so oft ich Zeit dazu finde, betrachte mich wie einen Fremden, an dem ich ja auch nicht nach Fehlern suche, sondern mir seine Vorzüge einprägen will.

Zur Steigerung meiner Selbstachtung ist es aber auch nötig, daß ich mir meiner Fähigkeiten bewußt werde. Ich notiere mir alle Eigenschaften und Fertigkeiten, auf die ich stolz sein kann: »Ich bin hilfsbereit, zuverlässig, freundlich, ich koche gut, bin sportlich gut in Form, politisch interessiert ...« Ich stelle mein Licht nicht mehr länger unter den Scheffel. Kein Mensch muß auf allen Gebieten perfekt sein, um seinen Mitmenschen etwas geben zu können. Erst wenn ich meine Vorteile kennenlerne und akzeptiere, werde ich bereit und fähig sein, Komplimente anderer anzunehmen und mich darüber zu freuen.

Je selbstzufriedener ich mit der Zeit werde, desto geringer wird meine Angst, von anderen geringgeschätzt oder zurückgewiesen zu werden. Ich warte nun nicht mehr länger, bis meine Mitmenschen auf mich zugehen, sondern ich nehme selbst Kontakt zu ihnen auf.

Ich stelle eine Liste schwieriger Aufgaben zusammen und beginne mit den leichtesten. Zunächst versuche ich, täglich mit einer Person, die ich nicht kenne, Kontakt aufzunehmen: Ich grüße freundlich, bitte einen Passanten um Auskunft, spreche beim Einkaufen eine Frau auf die hübsche Strickjacke ihrer Tochter an. Ich achte darauf, mich freundlich zu verhalten, halte Blickkontakt und nehme eine natürliche, lockere Haltung ein. Jede nette Antwort verbuche ich schriftlich als persönlichen Fortschritt. Erst wenn ich mich hierbei sicher fühle, wähle ich die nächstschwierigen Aufgaben aus: Ich beginne eine längere Unterhaltung in einem Café, treffe mit einem Bekannten eine Verabredung in einem Lokal, bitte eine Kollegin um ihren Rat, stelle mich bei einem fremden Menschen vor.

Kontakt knüpfen

Es wird nicht immer leicht sein, diese selbstgestellten Aufgaben durchzuführen. Ich werde Geduld und Zeit brauchen, um ein geselliger Mensch zu werden. Aber jedes Erfolgserlebnis wird mein Zutrauen zu mir selbst stärken, meine Scheu vor Menschen verringern und meinen Umgang mit anderen Menschen verbessern.

Sehnenscheidenentzündung

Eine Sehne ist die Verbindung des Muskels mit den Knochen, die Sehnenscheide der Bindegewebsschlauch, in dem die Sehne gleitet. Bei einer Sehnenscheidenentzündung ist das Sehngleitgewebe der Hand und des Handgelenks entzündet. Hierdurch wird das funktionell wichtige Gleiten der Sehne behindert, es schmerzt und beginnt im Handgelenk zu knirschen. Sehnenscheidenentzündungen gehören wie Muskelverhärtungen und Schleimbeutelentzündungen zu den Rheumaformen, die nicht an den Gelenken auftreten.

Seit langer Zeit leide ich an Sehnenscheidenentzündungen, die immer wieder auftreten; manchmal sind meine Finger, die Handgelenke oder sogar die Arme geschwollen. Der Schmerz zieht dann bis in den Arm oder die Schulter hinauf, setzt sich fest, quält mich, erschwert mir jede Arbeit, bis ich kaum noch ein Kleidungsstück zuknöpfen oder einen Schraubverschluß öffnen kann.

Wenn ich viel am Computer schreiben muß, also eintönige Bewegungen wiederhole, wundere ich mich nicht über schmerzende Handgelenke.

Warnzeichen erkennen, Ruhepausen einlegen

Diese Warnzeichen will ich früh erkennen und lege Ruhepausen ein. Arbeite ich lange an elektrisch angetriebenen vibrierenden Maschinen, gilt das gleiche. Es wäre falsch, die Zähne zusammenzubeißen und weiterzuarbeiten: Bevor meine Hände taub werden oder zu kribbeln beginnen, bevor ich nicht mehr fest zugreifen kann, beachte ich diese Alarmzeichen, wechsle die Arbeiten ab, arbeite langsamer, weil rechtzeitige Ruhestellung besser ist als Physiotherapie oder Cortisonbehandlung. Im schlimmsten Fall ist sogar ein Berufswechsel angeraten, bevor ich durch die schädigende Tätigkeit zum Invaliden werde.

Schmerzende Sehnenscheiden gehören zum Komplex Weichteilrheumatismus, der auch Muskelrheumatismus oder »sychogener Rheumatismus« genannt wird. Sehnen, Bänder, Muskeln, lockeres Bindegewebe schmerzen und können schon erhebliche Beschwerden verursachen, wenn minimale Strukturveränderungen vorliegen, aber auch, wenn psychische Faktoren mitspielen. Meine Schmerzen kommen und gehen, ich bekomme nicht einmal heraus, was sie verursacht hat. Aber ich leide. So schmerzen beispielsweise die Sehnenscheiden, wenn ich mich überfordert fühle, etwa schon nach dem Wringen von wenigen Wäschestücken, weil mir der monotone Vorgang keine Freude bereitet. Während der Freizeit und bei Abwechslung hingegen werden die Schmerzen deutlich geringer. Das macht mir klar, wie sehr ich unter seelischen Mangelzuständen lebe, die ich bis jetzt immer im körperlichen Bereich gesucht habe und auch zu finden glaubte.

Wenn mir die Angst im Nacken sitzt, habe ich Beschwerden im Zervikalbereich (Hals und Nacken), wenn Finger und Arme schmerzen, fühle ich mich kraftlos den Arbeiten gegenüber, die ich verrichten muß, ohne innere Freude dabei zu empfinden. Ich weiß, daß meine emotionellen Bedürfnisse von der Umwelt nicht wahrgenommen werden, also sucht mein Körper sich einen Weg, sie dennoch auszudrücken. Ich habe Schmerzen, über die ich nun klagen kann.

Ich frage mich, ob ich deprimiert bin, weil mein häusliches oder mein Arbeitsleben mich nicht befriedigt. Fühle ich mich mit meinen Tätigkeiten allein gelassen, werde ich zuwenig oder nie gelobt? Werden nur Forderungen an mich gestellt, denen ich mich nicht gewachsen fühle? Dann wird es Zeit, mich auf meinen gesunden Egoismus zu besinnen und mich zu behaupten, statt dauernd den Arzt zu wechseln und dessen Fragen auszuweichen, wenn sie mein seelisches Leben streifen. Ich beobachte an mir, daß ich eine aggressive Haltung annehme, um meine unerklärliche Angst vor Bedrohungen zu überspielen, von denen ich aber nicht genau weiß, worin sie bestehen.

Meine Hände sind kraftlos, ich kann nicht halten, was ich halten möchte. Je diffuser die Angst ist, desto weniger kann ich mich gegen sie wehren und etwas dagegen unternehmen. Wende ich nun meine Aggressionen gegen mich selbst, falle ich in

Sich auf seinen gesunden Egoismus besinnen, Selbstzweifel überwinden

Depressionen und bin wie gelähmt. Mein Krankheitsbild zeigt mir, daß ich mir nicht zutraue, zuzupacken, daß die Kraft aus meinen Sehnen geschwunden ist, mich der Mut verlassen hat, mein Leben anzupacken, das festzuhalten, was mir zusteht. Meine Schmerzen zeigen mir, wie sehr ich aufgegeben habe, zu halten und zu fordern. Ich mache mir über mein privates und mein soziales Leben Gedanken, erkenne, wovor und vor wem ich so große Angst habe.

Aggressionen abbauen

Statt mit Konflikten in meiner Gedankenwelt zu leben, ohne sie auszusprechen, will ich meine Aggressionen abbauen, wo sie sich bilden, damit meine innere Anspannung sich löst und ich wieder elastisch da zupacken kann, wo es nötig ist. Diese Betrachtungsweise will ich in meine Selbsttherapie einbeziehen, mich freier bewegen lernen, damit ich meiner Heilung nicht im Weg stehe.

Stottern

Beim Stottern ist der fließende Sprechablauf unterbrochen. Meist werden einzelne Buchstaben verzögert ausgesprochen, Wort- und Satzeinheiten mehrmals wiederholt. Diese Störungen laufen krampfartig ab. Anfangskonsonanten machen vielen die größten Schwierigkeiten. Im allgemeinen ist Stottern aber keine Störung, der man unausweichlich ausgeliefert ist.

Was kann ich selbst tun, um diesen Sprechfehler, der mich gerade im zwischenmenschlichen Kontakt oft behindert, möglichst zu beseitigen?

Als erstes versuche ich, meine Sprechschwierigkeiten genau kennenzulernen. Ich nehme mir einen leichten Text vor und unterstreiche beim Durchlesen alle Stellen, an denen ich vermutlich blockieren werde. Ich lese den Text dann laut vor, möglichst mit Tonbandaufnahme oder vor einem vertrauten Zuhörer. Ich vergleiche die angestrichenen Stellen mit den tatsächlich gemachten Fehlern und bekomme so ein Maß meiner eigenen Einschätzung: »Wie gut kann ich meine Fehler vorhersagen, wie oft verkrampfe ich aus Angst vor diesen Fehlern?«

Ich lese nun den Text erneut laut vor und stottere ganz bewußt und übertrieben an den gekennzeichneten Stellen. Bei der ersten Verkrampfung unterbreche ich sofort, gebe mir selbst die Anweisung: »Ich bin ganz ruhig«, atme betont und bewußt durch die Nase ein und atme ganz ruhig durch den Mund aus. Mit dem Ausatmen »seufze« ich gleichzeitig den Konsonanten heraus. Ich lerne dabei, an kritischen Stellen sofort eine Sprechhilfe einzusetzen und meine Fehler unter Kontrolle zu bringen.

Bewußt stottern

Nach mehreren Übungen stottere ich beim Vorlesen nicht mehr bewußt, sondern mache vor dem gefürchteten Wort eine kleine Pause und spreche es dann entspannt und ruhig ausatmend aus. Den unregelmäßigen Rhythmus beachte ich zunächst nicht. Ich wiederhole dieses laute Vorlesen möglichst oft, nehme andere Texte zur Hand und mache eine laufende Fehlerkontrolle durch Tonbandaufzeichnung oder mit Hilfe eines Bekannten.

Pausen einlegen

Sollten diese Übungen allein keine Fortschritte zeigen, so ist mein Stottern vielleicht durch zu schnelles Sprechen mit bedingt. Ein Metronom erweist sich hier als hervorragendes Hilfsmittel, um eine Verlangsamung des Tempos und rhythmisches Sprechen zu erlernen. Ich wähle anfangs 70 bis 80 Schläge oder Silben pro Minute und steigere im Lauf der Übungszeit auf 100 bis 160 Silben. Ich führe diese Leseübungen auch immer wieder ohne Hilfe des Metronoms durch, um festzustellen, wie gut ich allein einen normalen Sprechrhythmus finde.

Mit einem Metronom üben

Nach vielen Vorlese-Übungen gehe ich dazu über, einem Freund einen Text nachzuerzählen, gestellte Fragen zu beantworten, ein Gespräch zu führen, und wende dabei die obengenannten Hilfen an. Auf keinen Fall darf ich schwierige Wörter vermeiden und durch leichtere ersetzen, denn nur durch Übung kann ich meine Fehler verlernen.

Ich notiere auf einer Liste alle Anlässe, die in der Vergangenheit zu einer Steigerung meines Stotterns geführt haben: ein Ge-

Streß

spräch mit meinem Chef, Ärger über einen Freund, eine Beschwerde beim Vermieter, Kritik an einem Kollegen, alle Situationen, in denen ich erregt, nervös, angespannt, verärgert oder ängstlich bin. Diese ordne ich nach ihrer Schwierigkeit. Ich versuche, mir diese Situation ganz intensiv vorzustellen: »Ich beschwere mich bei einem Kollegen, daß er mir Arbeit zuteilt, die er selbst erledigen müßte. Ich fange in meiner Erregung an zu stottern, der Kollege lächelt mich mitleidig an und nimmt mich nicht ernst. Ich gebe mein Vorhaben auf und ärgere mich, daß ich mich wieder einmal blamiert habe.« Ich übe dieses Gespräch wieder mit Tonbandaufzeichnung oder in einer Spielsituation mit einem Bekannten. Ich übe so lange, bis ich mich beim Sprechen sicher fühle, und gehe dann zur nächstschwierigen Übungsaufgabe über.

Üben, üben, üben

Ich übe so oft wie möglich zu Hause, beziehe auch nicht so vertraute Personen mit ein, ich setze alle erfolgreichen Hilfen nach und nach bei jedem Gespräch ein.

Im Lauf der Zeit werde ich immer weniger Fehler machen, verliere meine Angst vor einer Blamage, werde damit ruhiger und kann locker und entspannt sprechen, ohne zu stottern. Mit jedem Erfolgserlebnis gewinne ich mehr Sicherheit und Selbstvertrauen, ich werde jeder Begegnung mit anderen Menschen auch sprachlich gewachsen sein.

Streß

Mit Streß bezeichnet man jeden Zustand der Überforderung einer Person durch druckverursachende Umstände von innen oder von außen, die Menschen in ihrem Verhalten verändern und die Ausgeglichenheit durch Spannungszustände ersetzen. Diese können sich bis zur Unerträglichkeit steigern. Streßverursachende Faktoren sind insbesondere: Arbeit unter hohem Leistungs- und Zeitdruck, Rivalitäts- und Konkurrenzspannungen, Karrierezwänge, verinnerlichte Programme wie Ehrgeiz, Sauberkeits- und Perfektions-

zwänge, Versagensängste, aber auch äußere Belastungen wie Ratenzahlungen, Schulden, Arbeitsplatzsorgen, ruhestörender Lärm, Menschenballung, zu enges Zusammenleben in der Familie.

Ich weiß, daß Streß keineswegs nur negativ ist. Die Leistungsspannung, die dem Streß zugrunde liegt, ist – solange sie nicht zu Überforderung führt – vielmehr eine lebensnotwendige, wenn auch nicht die einzige Gefühlslage zur Aktivhaltung des Menschen in körperlicher wie in seelischer Hinsicht.

So leiden der arbeitslose, der kranke und der alte Mensch häufig gerade unter einem unbefriedigenden Streßmangel. Der Idealzustand ist wahrscheinlich der Eustreß, ein wohldosierter Wechsel zwischen Leistungsanforderungen, die bejaht und ausgefüllt werden und damit zu Erfolgen führen, und Entspannungsphasen, in denen ich nichts von mir und von anderen verlange, sondern einfach lustvoll genießend mich selbst, meine Steckenpferde, Interessen, Sinnesempfindungen und Gefühle erlebe.

Gesunden Streß, Eustreß, bejahen

Dieses Gleichgewicht muß ich bewahren und erhalten oder wiederherstellen. Ich horche in mich hinein und forsche nach der oder den Ursachen meines inneren Spannungszustandes. Bin ich beruflich über- oder unterfordert? Kann ich meine Arbeit grundsätzlich oder zeitweise nicht schaffen? Verlangen meine Angehörigen zuviel von mir? Bin ich zu ehrgeizig? Bin ich gestreßt, weil ich dauernd Niederlagen und Mißerfolge einstecken muß? Bin ich deshalb mit mir selbst ständig unzufrieden? Ärgere ich mich, weil ich Fehler mache – vielleicht sogar immer wieder dieselben?

Stärken nutzen

Nachdem ich so Bilanz gezogen habe, besinne ich mich auf meine Stärken und nehme mir vor, sie zu nutzen und auszubauen. Meine Schwächen dagegen hungere ich am besten aus. Das hat sich als wirksamer erwiesen, als etwa einen verzweifelten Kampf gegen sie aufzunehmen. Meine beruflichen und gesellschaftlichen Chancen richte ich ab sofort nach meinen Stärken aus und mache es nicht wie der chronische Pechvogel, den es magisch zur Offenbarung seiner Schwächen in herausfordernden Situationen zieht, denen er nicht gewachsen ist.

Komme ich zu dem Ergebnis, daß Fehler nicht überwindbar sind, vermeide ich Situationen, in denen sie zutage treten und mir zum Fallstrick werden können. Ich weiß nun um meine Schwächen und bejahe sie genauso wie meine Stärken. Ich überlege, wie ich mich entlasten, welche Arbeiten ich an andere weitergeben kann, ohne den Betriebsablauf zu stören.

Entlastung suchen

Die Menge der Belastungen nimmt ab, wenn sie durchschaubar gemacht wird. Die Arbeit des Tages muß aufgeteilt, das Pensum der häuslichen Aufgaben aufgegliedert und zugeteilt werden. Schon dies kann zur Entlastung und Entspannung führen. Ehe ich mich in Zeitnot bringen und zu Hetzjagden verleiten lasse, frage ich mich, ob das wirklich sein muß, oder ob es auch anders geht. Ich gönne mir mehr Entspannung und baue ganz bewußt Erholungspausen in alle meine Tätigkeiten ein. Ich mache mir selbst Freude und plane dies für bestimmte Zeiten vorher ein: ein verlängertes Wochenende, kleinere Urlaube oder auch nur einen festlichen Abend allein oder mit Gästen.

Überforderung

Viele Menschen fühlen sich durch die Vielzahl ihrer selbst- und fremdbestimmten Tätigkeiten überfordert. Sie sind schnell übererregt und abgespannt, nervös und gereizt, erschöpft und unzufrieden. Dieser Zustand tritt ein, wenn sie sich von mehreren Aufgaben gleichzeitig überlastet und hin- und hergerissen fühlen, wenn andere sie stören, sie unter Zeitdruck und übergroßer Verantwortung arbeiten müssen.

Wie werde ich damit fertig?

Ich will lernen, meine Stunden, Tage und Wochen, mein Leben zu gestalten. Erfolg beginnt schon damit, ein Knäuel von Anforderungen zu entwirren und Arbeiten nacheinander abzuwickeln. Bei der Planung nehme ich mir nur so viel vor, wie ich auch schaffen kann, damit ich durch den Teilerfolg Mut zum Weitermachen bekomme.

Wenn ich meine Arbeit nicht als Strafe empfinde, sondern als Chance, einen langweiligen Tag zu strukturieren, habe ich zwischendurch auch Zeit und Lust, mit jemandem zu sprechen oder zu träumen.

Die Zeit ist nicht sichtbar, der Zeitmangel aber ist am unzufriedenen, gehetzten Gesicht abzulesen. Ich mag mich selbst nicht, darum ändere ich mich.

Ich gehe sparsam mit Kaffee und Zigaretten um. Ich stehe rechtzeitig auf. Ich hetze nicht zum Bus oder zum Parkplatz.

Ich vertrödele nicht die Zeit mit Menschen, die ich eigentlich nicht sprechen will. Ich entziehe mich also sinnlosen Einflüssen, erkenne, daß ich nur eins nach dem anderen erledigen und mit weniger Aufwand und weniger Konsum wesentlich besser leben kann.

Sich sinnlosen Einflüssen entziehen

Ich kann die Quantität der Zeit in Qualität verwandeln. Dies geschieht durch Zuwendung, das heißt durch intensive Konzentration in einer abgemessenen Zeit. Ich nehme mir zum Beispiel für eine Tätigkeit eine halbe Stunde und nutze diese intensiv. Meistens schaffe ich dann mehr als sonst in zwei oder drei Stunden, habe also Zeit für Pausen zum Ausruhen oder für andere Beschäftigungen.

Ich werde bald feststellen, daß nicht die quantitative Zeit mich bereichert, sondern die qualitative, die erfüllte. Konzentration, Ganzdabeisein, inneres Engagement sind die Haltungen, die mit der Zeit anscheinend nichts zu tun haben und doch über meine Zeitverwendung entscheiden. Zeitverwendung anstelle von Zeitverschwendung. Das ist die Devise! Wenn ich weiß, was ich tue und warum ich es tue, leiste ich mehr, lebe ich erfüllter und habe dennoch mehr Zeit übrig.

Erfüllte Zeit bereichert

Zugleich aber lasse ich Dinge weg, auf die ich verzichten kann.

Vorangehen muß die Entscheidung, was wichtig und was nicht wichtig ist. Das heißt, daß ich mich nicht mehr treiben lasse, sondern den Gang meines Tages selbst bestimme und dann, wenn ich es nicht kann, doch mit offenen Sinnen und Händen wahrnehme, was zu tun ist. Das Problem mit der Zeit ist das Problem meines Engagements in dieser Zeit. Davon hängt meine Zufriedenheit und mein Glück ab.

Übergewicht

Viele Menschen leiden an Übergewicht und kämpfen mit verschiedenen Diätprogrammen gegen die überflüssigen Pfunde. Sie halten sich an bestimmte Kalorien-Fahrpläne oder -Vorschriften für Tage oder Wochen, fallen dann aber wieder in ihre alten Eßgewohnheiten zurück und können ihr erreichtes »Traumgewicht« nicht halten. Auf lange Sicht ist es aber nicht so wichtig, sich an eine bestimmte Diät zu halten, sondern es ist viel erfolgversprechender, seine Eßgewohnheiten kennenzulernen, zu kontrollieren und gegebenenfalls zu verändern.

Eß- und Trinkgewohnheiten genau registrieren

Zunächst notiere ich ein bis zwei Wochen lang, wann und wo ich esse und trinke. Welche Nebentätigkeiten verrichte ich beim Essen: Lese ich, schaue ich fern, führe ich wichtige Gespräche? Wie oft kommt es vor, daß ich vor dem Kühlschrank stehe und alles durcheinander in mich hineinstopfe? Wie ist mein Allgemeinbefinden, wenn ich zu einem Freßanfall neige: Bin ich verärgert, traurig, enttäuscht, erschöpft, gelangweilt?

Ich werde allein durch meine Beobachtungen und Notizen feststellen, daß ich im allgemeinen viel mehr zu mir nehme, als ich mir zugestanden habe. Zur Kontrolle kaufe ich eine Waage und lege eine Tabelle an, auf der ich täglich mein Gewicht eintrage. Ich lege meine täglichen Essenszeiten fest, je nach Bedarf drei Hauptmahlzeiten oder fünf kleinere. Ich suche mir zum Essen einen bestimmten Platz, an dem ich mich wohl fühle, und nehme nur noch hier im Sitzen alle Mahlzeiten ein. Damit vermeide ich unkontrolliertes Essen aus dem Kühlschrank.

Ich plane voraus, was ich essen möchte, ich lasse möglichst Kohlenhydrate und Fett beiseite oder reduziere sie. Ich bereite mir eine kleine Portion auf einem kleinen Teller appetitlich zu, sie wirkt so für das Auge größer und auch appetitanregender.

Essen und trinken nach Plan

Ich versuche, so langsam wie möglich zu essen, nehme kleine Bissen, kaue 20 bis 30mal und lege dabei das Besteck aus der Hand. Ich konzentriere mich voll auf das Essen, genieße es und achte darauf, wann sich ein erstes Sättigungsgefühl einstellt. Mit der Zeit werde ich feststellen, daß mein Magen eigentlich viel weniger benötigt, als ich ihm durch schnelles Schlingen ständig zugeführt habe.

Alle Nebentätigkeiten wie Zeitunglesen oder Fernsehen lenken mich vom bewußten Essen ab. Ich verschiebe sie ab sofort auf einen anderen Zeitpunkt.

Nichts nebenher tun

Neben den Eßgewohnheiten sind aber auch die des Trinkens besonders zu beachten. Ich kann hier Kalorien einsparen, indem ich kalorienarme oder -freie Getränke bevorzuge. Besonders alkoholische Getränke sind gefährlich. Wie oft habe ich in der Vergangenheit versucht, mich mit Alkohol aufzumuntern? Wie oft habe ich dann jegliche Selbstkontrolle verloren und einen Freßanfall bekommen? Langeweile, Alleinsein, Traurigkeit und andere schlechte Stimmungen lassen sich durch Alkohol nicht beseitigen. Es ist viel besser, ich unternehme etwas, gehe ins Kino, mache einen Spaziergang oder treibe Sport. Ich lenke mich ab durch Aktivitäten, die mit Essen und Trinken unvereinbar sind. Ich lege mir ein neues Hobby zu, an dem ich Spaß habe.

Neue Hobbies – unvereinbar mit Essen und Trinken

Falls sich der häusliche Kühlschrank immer noch als Verführung erweist, versuche ich, möglichst wenig auf Vorrat einzukaufen. Ich kann aber auch ein Foto im Badeanzug aus dicksten Zeiten an die Innentür kleben. So werde ich jedesmal gleich beim Öffnen an mein Übergewicht erinnert, und es fällt mir leichter zu widerstehen.

Diese neuen Gewohnheiten und meine veränderte Einstellung zum Essen werden mit laufender Übung selbstverständlich werden, ich werde den Erfolg täglich auf der Waage erleben. Als zusätzlichen Ansporn belohne ich mich selbst, wenn ich ein festes Ziel erreicht habe. Nach zwei Kilo Gewichtsabnahme oder zwei Wochen konstanten Gewichts kaufe ich mir eine neue

Bluse, ein Buch, eine Schallplatte, gehe zum Friseur, gönne ich mir selbst eine kleine Belohnung. Ich muß also nicht unbedingt nach einer bestimmten Diät leben, um dauerhaft abzunehmen. Schon allein das Einhalten der obengenannten Schritte erleichtert es mir, mein Gewicht zu halten. Ich werde gesünder leben, mich körperlich fitter fühlen, besser aussehen, mit mir selbst zufriedener und ausgeglichener sein.

Vegetative Dystonie

Unter diesen Sammelbegriff fallen anhaltende Erregungszustände, die sich in Schlafstörungen, Kopfschmerzen, Schwindelgefühlen, starkem Herzklopfen, Schweißausbrüchen, Kreislaufstörungen ausdrücken und für die keine eindeutigen organischen Befunde vorliegen. Der Patient ist in dem Dilemma, krank zu sein, ohne die Bestätigung durch den Arzt.

Wenn ich mich ängstige, bekomme ich Herzklopfen und Schweißausbrüche. Ebenfalls findet eine Hormonausschüttung statt, die mich befähigt, kurzfristig Körperreserven zu mobilisieren und mich etwa gegen einen plötzlichen Angreifer mit »übermenschlicher« Kraft zu wehren. Das ist normal und sinnvoll.

Bei der vegetativen Dystonie dauert die Angstsituation länger an und stört das vegetative Nervensystem empfindlich. Es besteht aus zwei Hauptanteilen, dem Sympathikus und dem Parasympathikus, die als echte Gegenspieler das innere Milieu regeln. Sie sind dazu da, die Tätigkeit der inneren Organe aufeinander und auf die Umwelt abzustimmen, ohne das Bewußtsein zu belasten. So vermindert der Parasympathikus die Herzfrequenz, während der Sympathikus sie beschleunigt. Dies ist ein diffizil ausbalanciertes, störbares System.

Ich weiß jetzt also, daß keine genaue Diagnose gestellt werden kann, weil mal dieses, mal jenes auftritt. Es ist, als wanderten die Störungen durch meinen Körper und entzögen sich jedem Zugriff. Ich befinde mich in dauernder Alarmreaktion, das heißt, ich bin dauernd zu Verteidigung und Flucht bereit, wie anfangs beschrieben. Beides aber findet nie statt, es gibt keine Konfliktlösung. Der Zustand hält an und macht mich krank. Meine Seele revoltiert; daraus entstehen die Leiden des Körpers, was sich wieder ungünstig auf die Seele auswirkt.

Ich löse mich von der Vorstellung, krank zu sein, und gestehe mir ein, daß ich mein Leben als sinnlos empfinde, weil meine Mitmenschen mich nicht anerkennen und ich von ihnen isoliert bin. Ich arbeite wie besessen, um etwas vorzuweisen, und meine arme Seele kommt nicht zur Ruhe. Das reicht aus, um das komplizierte vegetative Nervensystem durcheinanderzubringen.

Ich verstehe, daß keine Hilfe von außen kommen kann, darum ändere ich mich.

Ich gehe auf meine Familie zu, statt meine Herzbeschwerden oder Kopfschmerzen zwischen uns zu stellen, damit sie Mitleid haben und Rücksicht nehmen und ich auf diesem Umweg doch noch die ersehnte Anerkennung bekomme. Ich stärke mein Selbstvertrauen, indem ich meinen Körper pflege, mich »schön mache«, statt weiterhin gequält und leidend auszusehen.

Den Körper pflegen, den Geist schulen

Ich will meinen Geist schulen, indem ich mir Wissen aneigne, wodurch ich auf andere Gedanken komme.

In meinem Beruf will ich nicht mehr »rotieren«, sondern das Wesentliche tun und unnötigen Einsatz vermeiden.

Mein Körper soll nicht länger das Gefängnis meiner Seele sein. Ich will ihr helfen, sich auf natürliche Weise aus dem geplagten Leib zu befreien. Störungen vegetativer Art hören sofort auf, wenn ich mir sage: Ab morgen früh habe ich keine Kopfschmerzen. Mein Herz jagt nur, wenn ich Angst habe. Habe ich wieder Herzjagen, prüfe ich genau, vor welchem Menschen, welcher Begegnung, welcher Aufgabe, welchem Verlust ich mich fürchte. Diesen Konflikt muß ich lösen.

Ich will den Mut dazu aufbringen und werde erstaunt sein, daß nur ein mutiger, wahrer Satz beim anderen mehr bewirkt als jahrelanges Leiden vor seinen Augen. Wir sagen: »Ein Stein fällt mir vom Herzen« und kennen das spontane Glücksgefühl, das darauf folgt. Ich überwinde meine Feigheit, packe den Stein an, reiße den Schraubstock von meinem gequälten Kopf, bleibe »cool«, statt Angstschweiß zu vergießen, und werde nach kurzer Zeit kaum wissen, wieso ich mich habe quälen lassen.

Vergeßlichkeit

Man trifft einen Bekannten und kommt nicht auf seinen Namen. Man will etwas holen und vergißt auf dem Weg, was es war. Man vergißt, was man gestern gehört hat, und weiß noch, daß man es sich unbedingt merken wollte, doch es ist wie weggeweht.

Wenn diese Fälle sich häufen, werde ich unsicher. Ich habe meine »Gedanken woanders«.

Ich frage mich: Will ich mir diese Dinge merken und einprägen? Mein Organismus ist so beschaffen, daß vieles vergessen wird, es wird quasi gesiebt. Zum Glück werden auch traurige Erlebnisse vergessen. So werden außerdem unnötige Inhalte vergessen, der Kopf wird wieder frei für neue Informationen.

Ich beobachte an mir, daß ich Dinge sehr lange und sehr genau behalte, die für mich persönlich wichtig waren und sich in meine Persönlichkeitsstruktur einfügen. So wird am Ende ein Mensch erkennbar aus dem, was er weiß, und aus dem, was er vergessen hat.

Oft ist es ein Desinteresse an Ereignissen und Menschen, das mich vergessen läßt. Wir wissen alle, daß wir einige Namen, Gesichter, sogar Sätze, die jemand uns gesagt hat, viele Jahre lang behalten, weil sie gerade für uns in dem Moment wichtig waren, während wir objektiv bedeutende Ereignisse vergessen, wenn sie uns im Moment innerlich nicht berührt haben.

Hier geht es aber darum, daß ich Dinge unbedingt behalten möchte und sie dennoch vergesse. Ich lege mir also ein Buch an, in dem ich Ordnung halte. Ich trage Daten, Verabredungen, Versprechen ein – so lange, bis das System aus dem Buch in mei-

Alles exakt registrieren und notieren

nem Kopf verankert ist. Zunächst schreibe ich mir alles auf, und zwar in gesonderte Hefte, da der Zahnarzttermin und die Idee für ein Geburtstagsgeschenk für den Freund neben einem Einfall, wie man einen Frühlingsmorgen beschreiben könnte, ein heilloses Durcheinander ergeben und zur Ordnung in meinem Kopf nicht beitragen würde.

Ich wollte mir zum Beispiel immer die Reihenfolge der um die Sonne kreisenden Planeten merken, und zwar folgende: Merkur, Venus, Erde, Mars, Jupiter, Saturn, Uranus, Neptun, Pluto. Immer wieder vergaß ich sie – gerade behielt ich noch, daß Mars der Erde nahe war, weil wir ja immer vom Besuch der Marsmenschen fabulieren.

Jeder von uns kennt den Satz: Iller, Lech, Isar, Inn fließen rechts zur Donau hin, Altmühl, Naab und Regen fließen ihr entgegen. Auch wer die Donau noch nie gesehen hat, weiß, welche Nebenflüsse sie hat, und wird sie vielleicht einmal aufsuchen. So gibt es also jede Art von »Eselsbrücken«, die gegen das Vergessen helfen. Im Lauf der Zeit werde ich so viel Spaß an meinen selbstgefundenen Mustern haben, daß es mir Freude machen wird, alles zu behalten und nichts zu vergessen.

Auf „Eselsbrücken" vertrauen

Ich merke, daß mein Gedächtnis mitmacht, und bin darüber glücklich und mache noch mehr Fortschritte; ich habe mich selbst überlistet.

Ich lege mir zum Beispiel einen immerwährenden Kalender an, auf dem ich die Geburtstage meiner Freunde und Verwandten notiere. Den hänge ich neben den Spiegel, vor dem ich mich täglich kämme. Nun fällt mein Blick unwillkürlich auf die Daten und beim Kämmen in mein Gedächtnis. Wenn ich nun immer pünktlich gratuliere, wird man mich auch nicht vergessen, was wieder mehr Auftrieb gibt, an die anderen zu denken und ihre Wünsche und Aufträge zu erfüllen. Je mehr ich behalte, desto größer wird die Kapazität im Kopf, je mehr ich tue, desto tatkräftiger werde ich. Wenn ich durch meine Merkfähigkeit anderen Freude bereite, bereite ich mir auch eine Freude, denn Vergeßlichkeit ist letztlich Desinteresse am anderen Menschen, an Dingen, am Leben überhaupt.

Training ist unerläßlich

Verletzbarkeit

Schon durch das normale Tagesgeschehen wird mancher Mensch so verletzt, daß er den Kampf aufgibt und sich zurückzieht. Um nicht noch hilfloser zu werden, versucht er durch Aggressivität wieder Boden zu gewinnen. Im Ernstfall ist er bereit, den Selbstmord ins Auge zu fassen, weil er nie gelernt hat, mit Schwierigkeiten fertig zu werden.

Als Kind habe ich den Schutz der Eltern; wenn ich erwachsen werde, wird dieser Schutz nicht nur auf natürliche Weise wegfallen, sondern ich muß bewußt aus ihm heraustreten, mich emanzipieren.

Bedürfnisse für jeden Altersabschnitt definieren

Ich muß in jedem Alter neue Bedürfnisse neu definieren. Dazu gehört, daß ich das Gefühl der Geborgenheit bei Gleichaltrigen, Freunden oder Freundinnen suche und finde. Ich muß es lernen, mir selbst zu vertrauen und mich immer neuen Menschen zu öffnen. Dabei werde ich auch Rückschläge erleben und verletzt werden. Das gehört zu diesem Lernvorgang. Bei jedem nächsten Mal aber bin ich »erfahrener« und weniger verletzbar.

Wenn ich mich diesem Lernvorgang aber verschließe, werde ich überempfindlich und verletzbar bleiben. Daraus folgt unweigerlich, daß ich besonders aggressiv und abwehrend bin, weil ich zumindest in dem Moment das Gefühl der Unterlegenheit habe. Ein starker Mensch aber ist ausgeglichen, liebenswürdig, oft nachgiebig und freundlich. Da dieser Wechselmechanismus von Angst und Aggressivität sich in mir immer wieder abspielt, fällt es mir schwer, zuzugeben, daß ich verletzbar bin.

Mir ist selbst nie ganz klar, ob ich aggressiv und dadurch scheinbar stark oder aber schwach und verletzbar bin. Ich gestehe mir und meinen Freunden jetzt ein, daß ich empfindlich bin. Ich versuche, den momentanen Scheinsieg durch Aggressivität völlig abzulegen, und bitte meine Freunde, mir zu helfen, meine Schwäche zu überwinden. Im Gespräch bin ich bereit, sie zuzugeben. Dadurch gebe ich den Mitmenschen die Gelegenheit, ihre Schwächen auch zuzugeben und mir auch zu sagen, warum ich für sie völlig unverständlich reagiert habe. Dadurch wird mir klar, daß in Fällen, in denen ich Mitleid und Verständnis erwartet habe, bei den anderen nur Achselzucken ausgelöst wurde.

Schwächen zugeben, zu sich selber stehen

Ich suche also einen anderen Weg, mich verständlich zu machen. Ich ziehe mich nicht mehr schmollend in die Ecke zurück, in dem Glauben, die anderen werden schon merken, was sie mir angetan haben, sondern ich verlasse meinen Winkel und stelle mich.

Ab heute denke ich nicht immerzu nur an mich und meine Verletzbarkeit, denn so wichtig bin ich nicht. Ab heute sind mir die anderen Menschen so wichtig wie ich.

Ich will Gutmütigkeit nicht mehr mit Schwäche verwechseln und sie als Selbstverständlichkeit hinnehmen. Ich will auf meine Mitmenschen zugehen, auch einmal fragen, wie es ihnen geht, ob ich etwas helfen kann, ob sie gesund sind. Wenn ich anfange, für einen anderen die Verantwortung zu tragen, werde ich freier, weil sich meine Gedanken nicht mehr ausschließlich um mein kostbares Ich drehen. Ich nehme mir vor, die Menschen, mit denen ich täglich zu tun habe, als erster anzulächeln, und werde sofort das erwärmende Gefühl spüren, das ein erwidertes Lächeln vermittelt.

Auf Menschen zugehen

Plötzlich fallen alte Barrieren in sich zusammen.

Übersteigerte Verletzbarkeit will ich abbauen, doch will ich nicht zum Roboter werden.

Verstopfung

Wenn der Stuhlgang zu hart ist oder die Stuhlentleerung zu selten erfolgt, spricht man von Verstopfung. Der Betroffene klagt über schlechten Geschmack im Mund, Kopfschmerzen und Abgeschlagenheit. Diese Erscheinungen verschwinden nach der Darmentleerung meist.

Die Tatsache, daß ich mich nach der Darmentleerung wie »neu-

Verstopfung

geboren« fühle und alle Symptome gleichzeitig wegfallen, macht mir klar, daß ich die Verstopfung sehr subjektiv empfinde. Wie immer sie begonnen hat, ich habe ihr eine größere Bedeutung in meinem Leben eingeräumt, als ihr zusteht. Das will ich ändern. Notfalls will ich mich ändern.

Ausgewogen ernähren

Ich mache mir jetzt einmal Gedanken über die Nahrung, die ich zu mir nehme. Damit der Dickdarm auch etwas zu tun hat, esse ich bewußt schlackenhaltige Kost, das heißt Ballaststoffe, die in Obst, Gemüse, Getreide enthalten sind, zum Beispiel Sauerkraut und Weizenkleie. Dadurch wird auf natürliche Weise soviel Stuhl entleert, wie Nahrung zugeführt wird. Das erfolgt normalerweise regelmäßig, es kann aber durchaus auch unregelmäßiger sein, etwa wenn ich extrem wenig gegessen habe, codeinhaltige Hustenmittel einnehme oder mich kaum bewege. Wenn aber all das nicht der Fall ist, muß ich zum tieferliegenden Kern vorstoßen.

Warum weigert sich mein Körper, etwas herzugeben? Diese Verstopfung ist eine besondere Art von Verklemmung. Ich weiß, daß viele psychische Hemmungen parallel zu körperlichen verlaufen können.

Loslassen einüben

Wir wissen alle, daß ein Mensch, der um den Verlust eines anderen trauert, sehr gefährdet ist, sich selbst zu verletzen, sich etwa ein Bein zu brechen. Oft tritt eine körperliche Störung auf, bevor mir klar wird, daß ich seelisch verletzt worden bin; erst wenn mein Körper eine Verletzung entwickelt, kann ich es ablesen.

In diesem Fall verweigert der Körper etwas ganz Natürliches. Die Werbung sagt mir, ich brauche nur jung, schön und schlank zu sein, um beim anderen Geschlecht Erfolg zu haben. Ich ziehe also den Bauch ein, um begehrenswert zu sein. Welchen Wert aber messe ich dem Rest meiner Person zu? Verschwindet meine ganze Persönlichkeit hinter einem flachen Bauch? Das kann doch beim besten Willen nicht mein Ernst sein! Ich mache mir diese Unsinnigkeit klar; meine Stuhlentleerung darf nicht weiterhin zentrale, ja kultische Bedeutung in meinem Leben haben. Sobald ich meine Gedanken von dieser ganz natürlichen Tätigkeit abwende und mich auf wichtige Dinge konzentriere, wird es von selbst funktionieren.

Ich will meinen Körper mit all seinen Sinnen und Möglichkeiten genau wie meine Gedanken, ja meine ganze Person für die Umwelt öffnen, meinem Partner, meinen Mitmenschen liebevoll entspannt entgegensehen und im großen den Austausch mit der Umwelt vollziehen. Wenn ich gebe, bekomme ich, und wenn ich bekomme, gebe ich auch.

Wenn ich an dem Punkt angelangt bin, an dem ich das Abführmittel als unentbehrlichen Helfer empfinde, muß und will ich mich von ihm trennen. Denn Abführmittel erzeugen chronische Durchfälle, wodurch starker Verlust von Kalium und Natrium entsteht, was wiederum die Darmmuskulatur schwächt. Ich bewirke also genau das Gegenteil dessen, was mir so sehr am Herzen liegt. Ich habe den natürlichen Ablauf gestört, und ich muß ihn jetzt wiederherstellen. Ich höre sofort auf, Abführmittel einzunehmen. Statt dessen ändere ich meine Eßgewohnheiten. Aber ich ändere auch meine seelische Einstellung.

Ab morgen nehme ich mich als ganze Person für voll und reduziere mich nicht auf meinen Magen-Darm-Trakt. Ich verleugne meine Person nicht mehr, zu der auch mein Körper gehört, ich betrachte mich als Teil des Ganzen in der Natur.

Zwänge

Fremdartige Gedanken, sinnlose Impulse, langwierige Rituale zur Vermeidung einer befürchteten Katastrophe, ständige Zweifel, die zu wiederholten Kontrollen führen, belasten viele Menschen und beeinträchtigen sie in Beruf und Privatleben. Meist stellen diese Menschen überhöhte Ansprüche und Anforderungen an sich selbst. Jeder Versuch, die Ausführung sinnloser Rituale zu unterbrechen, scheitert, da sich Angst und innere Erregung bis zum Unerträglichen steigern.
Immer wieder tauchen dann Gedanken auf: Wenn ich nicht

Zwänge

ständig meine Kleidung und Wohnung fein säuberlich in Ordnung halte, werde ich mich und andere anstecken! Wenn ich mir nicht ständig Notizen mache über Erledigtes und Unerledigtes, könnte ich etwas vergessen. Ich muß aber gewissenhaft, fehlerlos, untadelig, perfekt sein, sonst können sich die anderen nicht mehr auf mich verlassen, mir könnte dann auch gekündigt werden! Jedes Ding hat seinen Platz; wenn ich diese Ordnung nicht einhalte, wird bald ein Chaos entstehen, ich werde den Überblick verlieren!

Erster Schritt: genaue Selbstbeobachtung

Um diese unnützen Gewohnheiten ablegen zu können, muß ich sie zunächst einmal genau kennenlernen. Ich notiere ein bis zwei Wochen lang, zu welcher Tageszeit, wie häufig pro Tag ich von Zwangsgedanken gequält werde oder meine Rituale ausführe. Durch diese Selbstbeobachtung lerne ich meine kritischen Zeiten kennen und kann nun meine Aufmerksamkeit darauf lenken. Schon beim ersten inneren Impuls: »Du mußt jetzt an den Schrank gehen, alle Hemden und Pullover fein ordentlich aufeinanderstapeln und durchzählen!« gebe ich mir selbst den Befehl: »Halt! Ich nehme nur ein Hemd heraus und schließe sofort den Schrank!« Bei ansteigender Angst und innere Unruhe sage ich mir immer wieder: »Ich bleibe ganz ruhig. Was kann schon passieren!« Ich gebe mir diese Anweisungen bei sämtlichen Ritualen so früh wie möglich, also schon beim ersten Gedanken. Wenn ich zu lange warte, wird die gewohnte Handlungskette automatisch ablaufen, ich kann sie dann gar nicht mehr so leicht unterbrechen.

Ich werde viel Zeit benötigen, aber mit jedem erfolgreichen Widerstand gegen den Wunsch wird die Gewohnheit abgeschwächt, die Kontrolle leichter.

Diese Katastrophenerwartung werde ich nun in Frage stellen: Was macht es aus, wenn mein Anzug einen Fleck hat, wenn ich vergesse, eine Rechnung zu bezahlen, oder beim Briefschreiben im Büro einen Fehler mache? Ich ordne diese Befürchtungen nach ihrem Schwierigkeitsgrad und führe zunächst die einfachste Katastrophe ganz bewußt herbei: Ich beschmutze ein Hemd und gehe damit zu Bekannten. Ich lege ein Stück Brot auf den Fußboden und esse es. Ich tippe absichtlich ein paar Fehler in einen Geschäftsbrief und rechne mit der Kritik meines Chefs. Ich überprüfe also alle befürchteten Katastrophen selbst in der Realität und sage mir immer wieder: »Laß es doch passieren!« Nach und nach stelle ich fest, daß ich mit den Schwierigkeiten, die durch meine absichtlich begangenen Fehler herbeigeführt wurden, ganz gut fertig werde, daß meine Befürchtungen zu groß waren und meine Vorbeugungsrituale in keinem Verhältnis dazu standen. Sie werden überflüssig für mich.

Befürchtungen richtig einordnen

Ich komme so auch zu neuen Einstellungen: »Ich muß nicht überall perfekt sein. Ich mache mich nicht lächerlich, wenn ich einen Flecken auf der Bluse habe. Das Verlegen oder Verlieren eines Pullovers wirft mich nicht um ... « Durch laufende Übungen wird meine Angst immer geringer werden, meine sinnlosen Gewohnheiten werden überflüssig, ich bin ihnen nicht mehr hilflos ausgeliefert. Ich kann mein Handeln selbst entscheiden, gewinne mehr Sicherheit in der Erprobung schwieriger Situationen und den Mut, Fehler zu machen und auch für Mißerfolge geradezustehen.

Niemand muß perfekt sein

Schlußwort

Sicher haben Sie in diesem Buch mindestens ein Leiden – wahrscheinlich aber mehrere gefunden, von denen Sie sich betroffen fühlen und an denen Sie jetzt oder früher einmal gelitten haben. Selbst wenn dies nicht der Fall ist, ist die Wahrscheinlichkeit groß, daß Sie später einmal unter der einen oder anderen seelischen Störung oder körperlichen Beschwerden leiden.

Es gibt in unserer hochentwickelten Gesellschaft kaum einen Menschen, der ganz ohne Krankheit und Leiden alt wird. Vielleicht machen wir einen zu großen Kult um die Gesundheit und wollen nicht wahrhaben, daß das Leiden zum Alltag gehört. Umgekehrt sollten wir aber auch dem Leiden nicht zu große Bedeutung zumessen, es gehört zwar zum Leben, aber es muß nicht lebenslänglich sein.

Wir sollten alles tun, was wir können, um es – bei uns oder bei anderen – zu verkürzen und den Idealzustand der Gesundheit wiederherzustellen.

Wenn der Gedanke der Selbsttherapie an Raum gewinnt, werden auch in Zukunft die bisher ständig wachsenden Krankheitskosten unter Kontrolle gebracht werden können, vor allem aber werden Menschen die erfreuliche Erfahrung machen, daß sie sich selbst helfen können, wenn sie die eigene Verantwortung und den Zusammenhang zwischen seelischer Einstellung und psychosomatischen Krankheitserscheinungen erkennen und ihre Konsequenzen daraus ziehen.

Dazu sollte dieses Buch ermuntern. Wenn es Ihnen Mut gemacht hat, stellt sich dazu sicher schon bald auch der entsprechende Erfolg ein.